CASOS CLÍNICOS LGBTQIAPN+

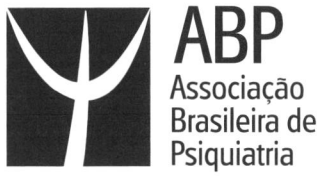

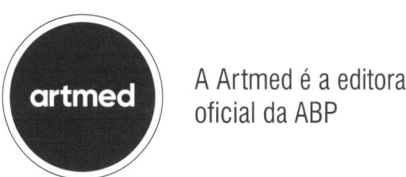

A Artmed é a editora oficial da ABP

NOTA

A medicina é uma ciência em constante evolução. À medida que novas pesquisas e a própria experiência clínica ampliam o nosso conhecimento, são necessárias modificações na terapêutica, onde também se insere o uso de medicamentos. Os autores desta obra consultaram as fontes consideradas confiáveis, num esforço para oferecer informações completas e, geralmente, de acordo com os padrões aceitos à época da publicação. Entretanto, tendo em vista a possibilidade de falha humana ou de alterações nas ciências médicas, os leitores devem confirmar estas informações com outras fontes. Por exemplo, e em particular, os leitores são aconselhados a conferir a bula completa de qualquer medicamento que pretendam administrar, para se certificar de que a informação contida neste livro está correta e de que não houve alteração na dose recomendada nem nas precauções e contraindicações para o seu uso. Essa recomendação é particularmente importante em relação a medicamentos introduzidos recentemente no mercado farmacêutico ou raramente utilizados.

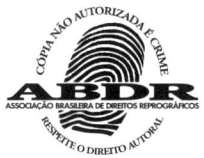 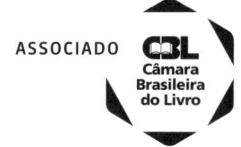

C341	Casos clínicos LGBTQIAPN+ : diretrizes para o cuidado em saúde mental e sexual / Organizadora, Alessandra Diehl. – Porto Alegre : Artmed, 2024. x, 150 p. ; 25 cm. ISBN 978-65-5882-263-9 1. Psiquiatria. 2. Minorias sexuais. 3. Saúde mental. I. Diehl, Alessandra. CDU 615.85+316.77

Catalogação na publicação: Karin Lorien Menoncin – CRB 10/2147

CASOS CLÍNICOS LGBTQIAPN+

Diretrizes para o cuidado em saúde mental e sexual

Alessandra Diehl (org.)

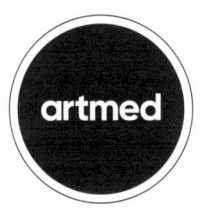

Porto Alegre
2024

© GA Educação Ltda., 2024.

Coordenadora editorial
Cláudia Bittencourt

Capa
Paola Manica | Brand&Book

Preparação de originais
Josiane Tibursky

Projeto gráfico e editoração
TIPOS – design editorial e fotografia

Reservados todos os direitos de publicação ao
GA EDUCAÇÃO LTDA.
(Artmed é um selo editorial do GA EDUCAÇÃO LTDA.)
Rua Ernesto Alves, 150 – Bairro Floresta
90220-190 – Porto Alegre – RS
Fone: (51) 3027-7000

SAC 0800 703 3444 – www.grupoa.com.br

É proibida a duplicação ou reprodução deste volume, no todo ou em parte, sob quaisquer formas ou por quaisquer meios (eletrônico, mecânico, gravação, fotocópia, distribuição na Web e outros), sem permissão expressa da Editora.

IMPRESSO NO BRASIL
PRINTED IN BRAZIL

AUTORES

Alessandra Diehl (org.) Psiquiatra. Especialista em Dependência Química pela Universidade Federal de São Paulo (Unifesp), em Sexualidade Humana pela Universidade de São Paulo (USP) e em Educação Sexual pelo Centro Universitário Salesiano de São Paulo (Unisal). Mestra e Doutora em Ciências pela Unifesp. Diplomada em Sexual and Reproductive Health pela Geneva Foundation for Medical Education. Pós-doutorado na USP Ribeirão Preto (USP-RP). Membro do time Mental Health da Boehringer-Ingelheim e do conselho consultivo da Associação Brasileira de Estudos do Álcool e outras Drogas (Abead).

Alexandre Saadeh Psiquiatra. Médico III do Instituto de Psiquiatria do Hospital das Clínicas da Faculdade de Medicina da USP (IPq-HCFMUSP). Especialista em Sexualidade Humana pelo IPq-HCFMUSP. Mestre em Psiquiatria e Doutor em Ciências pela FMUSP.

Aline Coraça Terapeuta ocupacional. Especialista em Saúde Mental e Dependência Química pela Unidade de Pesquisa em Álcool e Drogas (Uniad), Unifesp.

Amilton dos Santos Júnior Psiquiatra. Professor associado de Psiquiatria da Faculdade de Ciências Médicas da Universidade Estadual de Campinas (FCM-Unicamp). Especialista em Gênero e Dependência Química pela Unicamp. Mestre e Doutor em Ciências, área de concentração: Saúde da Criança, pela FCM-Unicamp.

Ana Canosa Psicóloga. Coordenadora e docente do Curso de Pós-graduação em Educação Sexual do Unisal. Especialista em Educação Sexual e Terapia Sexual. Diretora-editora da Sociedade Brasileira de Estudos em Sexualidade Humana (SBRASH).

André Ricardo Almeida Empreendedor. Mestrando em Psiquiatria e Saúde Mental na FCM-Unicamp.

Bernardo Banducci Rahe Psiquiatra. Certificado em Atenção à Saúde de Pessoas Transgênero e de Gênero Diverso pela World Professional Association for Transgender Health (WPATH).

Caio Henrique de Souza Ferreira Berdeville Graduando em Medicina na FCM-Unicamp.

Christopher Wagstaff Professor associado da University of Birmingham, Inglaterra. MSc em Enfermagem em Saúde Mental e Doutor em Filosofia pela University of Birmingham.

Daniel Cruz Cordeiro Psiquiatra. Educador sexual pelo Unisal. Especialista em Dependência Química pela Unifesp. Mestre em Psiquiatria pelo Instituto de Psiquiatria de Londres, King's College London, Inglaterra.

Érika Arantes de Oliveira-Cardoso Psicóloga. Especialista em Psicologia Hospitalar pelo Conselho Federal de Psicologia (CFP). Mestra e Doutora em Psicologia pela Faculdade de Filosofia, Ciências e Letras de Ribeirão Preto (FFCLRP), USP.

Felipe Rech Ornell Psicólogo clínico. Pesquisador do Centro de Pesquisa em Álcool e Drogas do Hospital de Clínicas de Porto Alegre (HCPA), Universidade Federal do Rio Grande do Sul (UFRGS). Especialista em Terapia Cognitivo-comportamental pela Wainer. Mestre e Doutor em Psiquiatria e Ciências do Comportamento pela UFRGS.

Kamila Baruque Bignotto Psiquiatra. Colaboradora do Ambulatório de Gênero, Departamento de Psiquiatria da FCM-Unicamp. Especialista em Psiquiatria da Infância e Adolescência pela Unicamp.

Manoel Antônio dos Santos Psicólogo. Professor titular da FFCLRP-USP. Especialista em Terapia de Casal e Família e em Psicologia Clínica e Psicologia Hospitalar pelo CFP. Mestre e Doutor em Psicologia Clínica pelo Instituto de Psicologia da USP. Membro titular da Academia Paulista de Psicologia (Cadeira 33).

Maria Carolina Pedalino Pinheiro Psiquiatra. Médica primeira assistente da Santa Casa de São Paulo. Especialista em Dependência Química pela Uniad-Unifesp. Mestra em Ciências da Saúde pela Santa Casa de São Paulo.

Naira Scartezzini Senna Ginecologista e obstetra. Médica e professora de Ginecologia e Obstetrícia da Afya. Especialista em Ginecologia Endócrina, Climatério e Infanto-puberal pela Unifesp.

Natália Parente Alencar Endocrinologista.

Pedro Herminio Psiquiatra do Hospital Sírio Libanês. Psiquiatra assistente no Ambulatório Transdisciplinar de Identidade de Gênero e Orientação Sexual (Amtigos), IPq-HCFMUSP. Supervisor da Residência em Psiquiatria da Faculdade de Medicina do ABC.

Rogério Adriano Bosso Psicólogo. Coordenador do Curso de Psicologia do Unisal. Especialista em Dependência Química pela Unifesp. Mestre em Ciências pela Unifesp.

Sandra Cristina Pillon Enfermeira. Professora titular da Escola de Enfermagem de Ribeirão Preto (EERP), USP. Professora visitante da University of Birmingham, Inglaterra. Especialista em Dependência Química pela Unifesp. Mestra e Doutora em Ciências pela Unifesp. Bolsista produtividade em pesquisa do Conselho Nacional de Desenvolvimento Científico e Tecnológico (CNPq).

Thaís Muriel Marin Psiquiatra. Membro do Amtigos, IPq-HCFMUSP. Especialista em Psicoterapia pelo IPq-HCFMUSP.

Vanya Sansivieri Dossi Psicóloga clínica com experiência em reprodução humana assistida. Psicóloga colaboradora voluntária do Amtigos-IPq-HCFMUSP. Especialista em Terapia Sexual e Educação em Sexualidade pelo Unisal. Pós-graduada em Terapia Sexual.

APRESENTAÇÃO

Trans. Transdisciplinar. Esse é o conhecimento que pode surgir quando pesquisadores de várias áreas se reúnem para tratar e integrar conhecimentos das próprias áreas de estudo.

É disso que trata o excelente livro *Casos clínicos LGBTQIAPN+: diretrizes para o cuidado em saúde mental e sexual*, organizado por Alessandra Diehl.

Quando fui convidado a escrever esta Apresentação, muito honrado pedi para ler os capítulos do livro. Enorme e gratificante surpresa!

Nessa leitura, pude reconhecer tantos casos que encontro na clínica, em minhas pesquisas sobre violências (incluindo *bullying*, assédio e abuso) contra minorias e vulneráveis, estigmatizados, excluídos e desfavorecidos, e especialmente nos meus estudos culturais com neuroestética.

Como um homem *gay*, passei pela adolescência ainda na década de 1970, quando o "correto" era permanecer no "armário", ser discreto e viver amedrontado até mesmo pelas mínimas fantasias relacionadas ao sexo. E depois veio o horror da epidemia de aids...

Hoje as coisas (felizmente) mudaram. E não foi por magia. Isso ocorreu devido a um árduo trabalho político, de ativismo, recuperação histórica e, especialmente, graças aos "estudos *queer*" que surgiram a partir da contracultura e, no Brasil, desafiaram a ditadura militar pautada pela censura em nome "da moral e dos bons costumes". As primeiras publicações voltadas ao público "GLS" trouxeram conforto em uma época em que a comunidade que representava a diversidade sexual era empurrada para um falso *glamour* de vida alternativa e uma experimentação que muitas vezes era sinônimo de situações de risco para a violência e vulnerabilidade a infecções sexualmente transmissíveis (ISTs), bem como para o transtorno de estresse pós-traumático (TEPT).

Ciência se faz com pesquisas empíricas, mas, para que estas existam, são necessárias formulações a serem testadas. E quem as faz? As humanidades, por excelência. Uma hipótese não precisa ser verdadeira; precisa ser comprovada, generalizada e, se bem fundamentada, pode iluminar as pesquisas quantitativas. Resultado: campos muitas vezes ditos antagonistas podem conviver na mais completa paz da ciência.

As letras que cada vez mais se ampliam na sigla atualmente conhecida como LGBTQIAPN+ são o mais puro resultado disso: um avanço democrático no guarda-chuva eternamente aberto para as mudanças que têm ocorrido no campo do exercício, da clínica e da pesquisa em sexualidade humana. A representatividade política como deve ser, genuína do amadurecimento da condição humana, articulando sobrevivência e obra de vida, como nos ensinou Hannah Arendt. A verdadeira política só existe quando aparece como resultado de árdua reflexão, partindo da própria experiência de subjetividade.

E esse é o maior cuidado deste livro na abordagem de seus casos: realidade, reflexão e cuidado com todo o entorno dos pacientes e dos profissionais que os assistem, além de profundas bases filosóficas, sociais e humanistas.

A representatividade merece um exame cuidadoso e respeitoso, porque isso se reflete na prática, seja via políticas públicas inclusivas, seja no respeito ético, no clamor verdadeiro pela promoção da saúde mental em uma população tão maltratada pela história.

E, lembrando: um dos trabalhos mais preciosos do clínico e pesquisador na área da saúde, especialmente na da saúde mental, é a possibilidade de ensinar, de transmitir conceitos aos educadores que lidam com crianças. Para tanto, devemos estar prontos para acolher os que sofrem e apresentam psicopatologia, mas também para arregaçar as mangas e encarar os conservadores, propagadores de "terapias de conversão" e "cura *gay*" que estão por aí. Esses não podem ser desconsiderados pela crença (talvez muito pessoal) no eterno potencial transformador e civilizatório via ciência.

E, para isso, nada melhor do que casos clínicos, transcritos de uma comunidade tão rica em vivências e desafios!

José Paulo Fiks
Psiquiatra e psicoterapeuta. Mestre em Semiótica,
Doutor em Comunicação, pós-doutorado em Ciências da Saúde.
Pesquisador em Neuroestética. Pesquisador do Programa
de Assistência e Pesquisa em Violência e Estresse
Pós-traumático (Prove) e professor afiliado do Departamento
de Psiquiatria da Escola Paulista de Medicina, Unifesp.

SUMÁRIO

1 COMPREENDENDO A INTERFACE ENTRE A SAÚDE MENTAL E O ESPECTRO DE GÊNERO, A ORIENTAÇÃO SEXUAL E A SEXUALIDADE   1

Alessandra Diehl
Rogério Adriano Bosso
Aline Coraça
André Ricardo Almeida

2 LÉSBICAS   26

Naira Scartezzini Senna
Maria Carolina Pedalino Pinheiro

3 *GAYS*   36

Daniel Cruz Cordeiro

4 BISSEXUAIS   58

Rogério Adriano Bosso
Alessandra Diehl
Sandra Cristina Pillon

5 TRANSEXUAIS   75

Alexandre Saadeh
Pedro Herminio
Thaís Muriel Marin

6 *QUEER*   83

Felipe Rech Ornell
Bernardo Banducci Rahe

7 INTERSEXUAIS   102

Manoel Antônio dos Santos
Sandra Cristina Pillon
Christopher Wagstaff
Érika Arantes de Oliveira-Cardoso

8	**ASSEXUAIS**	111

Amilton dos Santos Júnior
Caio Henrique de Souza Ferreira Berdeville
Kamila Baruque Bignotto

9	**PANSEXUAIS E NÃO BINÁRIOS**	124

Bernardo Banducci Rahe
Felipe Rech Ornell
Natália Parente Alencar

10	**FAMÍLIA E ALIADOS**	141

Ana Canosa
Vanya Sansivieri Dossi

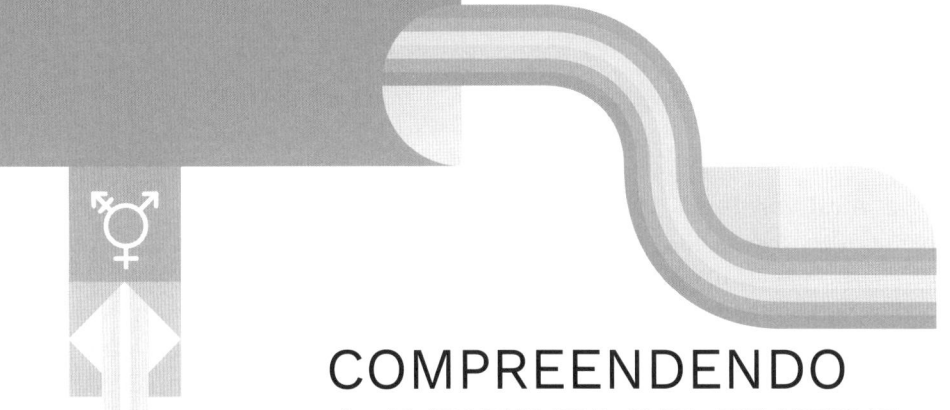

1
COMPREENDENDO A INTERFACE ENTRE A SAÚDE MENTAL E O ESPECTRO DE GÊNERO, A ORIENTAÇÃO SEXUAL E A SEXUALIDADE

Alessandra Diehl
Rogério Adriano Bosso
Aline Coraça
André Ricardo Almeida

GÊNERO E ORIENTAÇÃO SEXUAL: COMPREENDENDO AS DIFERENÇAS

Gênero e orientação sexual são elementos fundamentais da identidade humana, no entanto, apesar de serem conceitos distintos entre si, muitas vezes são confundidos ou usados de forma intercambiável no senso comum. A nossa compreensão sobre gênero, identidade de gênero e orientação sexual está evoluindo à medida que ocorrem mudanças sociais ao redor do mundo, propiciando reconhecimentos mais amplos e compreensões mais aprofundadas e bastante complexas da riqueza e das subjetividades da diversidade sexual humana.[1]

Quando a filósofa Judith Butler nos diz, por exemplo, que "gênero não é algo que alguém é, é algo que alguém faz, um ato... um fazer e não um ser",[2] ela está, na verdade, afirmando que o gênero é performático. Em outras palavras, ela quer dizer que "fazemos gênero o tempo inteiro", somos "fazedores de gênero", ou seja, aprendemos a nos comportar de maneiras específicas para "encaixarmo-nos" nas sociedades e culturas em que vivemos. Portanto, para Butler,[2] a ideia de gênero é um ato, ou *performance*. Esse ato é a maneira como uma pessoa anda, fala, se veste e se comporta.

Por isso, entender as diferenças entre todos esses conceitos emergentes e aumentar o nosso léxico sobre as vivências da sexualidade, o qual ainda é extremamente pobre e binário, é fundamental para promover uma visão mais ampla e inclusiva da diversidade sexual humana em todos os contextos, inclusive na saúde mental.[3]

GÊNERO

Na última década, principalmente em muitas culturas ocidentais, tem havido um reconhecimento crescente da diversidade de gênero – incluindo pessoas que são transgênero, não binárias e outras tantas possibilidades – nos meios de comunicação populares, nas ciências médicas e sociais e, também, nas esferas jurídica e política. As evidências recentes sugerem que o número de pessoas que se identificam como de gênero diverso pode estar aumentando, como sinalizado por algumas amostras populacionais de adolescentes, que apontam que entre 1 e 3% dos jovens identificam-se como pessoas de gênero diverso (por exemplo, transgênero e *queer*).[4,5] Isso de certa forma demonstra que estamos tendo um afastamento da tradicional visão que concebe o gênero como uma categoria binária, estática e restritiva, que limita apenas, por exemplo, ao ser menino ou menina. Além disso, essa visão tradicional também costuma assumir que o gênero se alinha com o sexo atribuído ao nascimento.[1]

Contudo, evidências emergentes indicam que o gênero pode ser mais complexo do que essas concepções iniciais. Isso porque, quando falamos em gênero, estamos nos referindo a características sociais, culturais e psicológicas associadas ao ser masculino, ao ser feminino ou a uma identidade de gênero não binária. Trata-se, na verdade, de uma construção social que varia de acordo com as normas e expectativas culturais da sociedade específica em que os indivíduos estão inseridos.[6] Portanto, gênero não se resume simplesmente a ser homem ou mulher, refere-se à forma como uma pessoa se identifica mentalmente, se reconhece e expressa sua identidade de gênero.[3] Assim, podemos dizer que existem diferentes formas de identidade de gênero e que a **variação de gênero não é uma doença mental**. Uma dessas variações é a identidade cisgênero, na qual a pessoa se identifica com o gênero que corresponde ao sexo atribuído no nascimento. Outra é a identidade transgênero, na qual o indivíduo se identifica com um gênero diferente do sexo que lhe foi atribuído ao nascer. Há, também, a identidade não binária, na qual a pessoa não se identifica com nenhum dos gêneros ditos "tradicionais" e pode identificar-se com um gênero fluido ou com a ausência de gênero.[7]

Também não podemos nos esquecer das identidades intersexuais, que acabam muitas vezes sendo relegadas à invisibilidade, pois pouco se sabe e pouco se fala sobre elas. A intersexualidade suscita importantes reflexões sobre as contradições de identidades invisíveis, promovendo avaliações sobre a construção do corpo sexualizado e seus significados sociais e políticos, assim como sobre o processo quase que compulsório de normalização que evidencia a restrição das identidades de gênero ao binarismo homem-mulher e ao controle social não apenas dos intersexuais, mas de todos os corpos.[8]

ORIENTAÇÃO SEXUAL

Orientação sexual, por sua vez, se refere aos padrões de atração emocional, romântica ou sexual de uma pessoa em relação a outras. Ela não está necessariamente ligada ao gênero, mas sim às preferências individuais. As orientações sexuais mais comuns incluem heterossexualidade, homossexualidade, assexualidade, bissexualidade e pansexualidade, entre outras.[9] A orientação sexual é inata, uma parte fundamental da identidade de uma pessoa, e geralmente se desenvolve ao longo do tempo. A maioria dos especialistas concorda que a orientação sexual não é uma escolha e não é algo que possa ser mudado voluntariamente. Embora algumas pessoas possam experimentar mudanças em sua orientação sexual ao longo da vida, essas mudanças em geral se devem a uma maior compreensão de si mesmas e do que as atrai.[9]

A Figura 1.1 ilustra os principais conceitos abordados até aqui.

Uma mulher cisgênero pode ser heterossexual, homossexual, bissexual ou ter qualquer outra orientação sexual. Da mesma forma, uma pessoa não binária pode ter qualquer orientação sexual. Além disso, as experiências de discriminação e de marginalização enfrentadas por pessoas com base no gênero e na orientação sexual muitas vezes se sobrepõem, mas também podem ser vivências muito distintas umas das outras, contribuindo para a luta por direitos muito semelhantes dentro da comunidade LGBTQIAPN+.[11] O Quadro 1.1 traz a representação das definições das letras LGBTQIAPN+.

A TEORIA DA INTERSECCIONALIDADE E SUA IMPORTÂNCIA PARA A SAÚDE MENTAL E SEXUAL DE PESSOAS LGBTQIAPN+

Os debates sobre a interseccionalidade surgiram entre os anos 1970 e 1980 a partir das lutas e de teorizações oriundas dos movimentos feministas negros nos Estados Unidos da América (EUA) e no Reino Unido. Entretanto, foi somente em 1989 que a teoria da interseccionalidade foi criada pela soció-

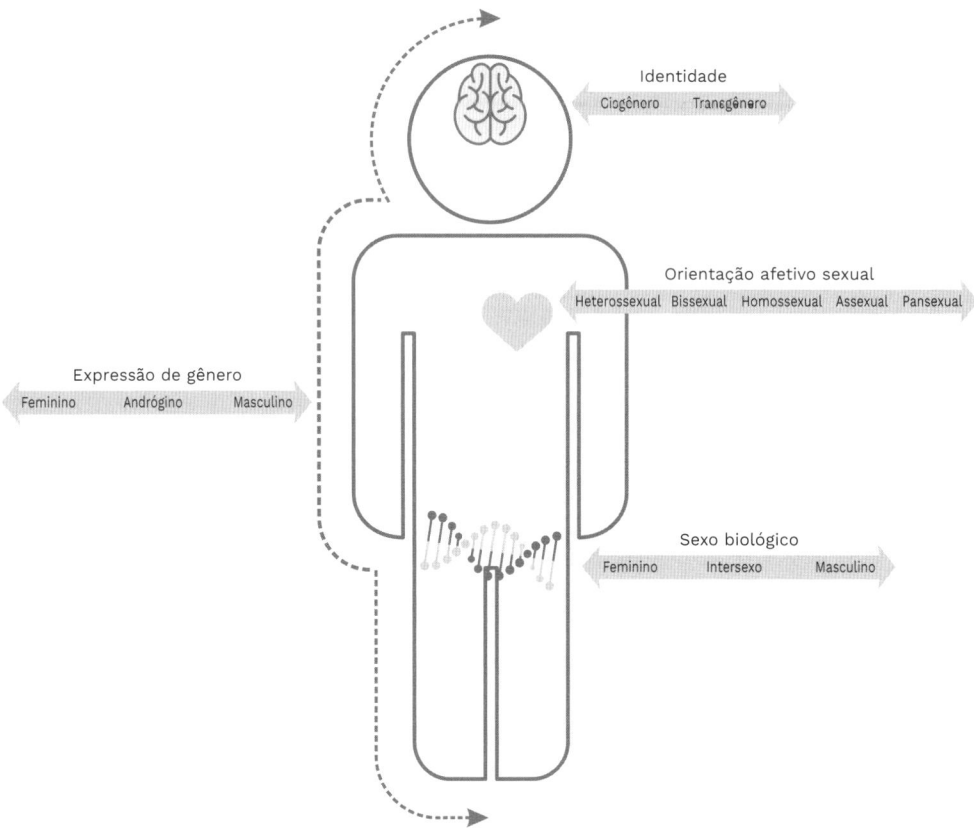

FIGURA 1.1
GÊNERO E ORIENTAÇÃO SEXUAL: COMPREENDENDO AS DIFERENÇAS.
Fonte: Ilustração de Gilnei da Costa Cunha, elaborada com base em Rio de Janeiro (Prefeitura).[10]

loga americana Kimberlé Crenshaw, teórica feminista especialista em questões de raça e gênero.[14]

Trata-se de um conceito analítico das ciências sociais, incorporado também pela saúde pública, que, como mencionado, tem suas raízes nos estudos feministas negros, tendo sido impulsionado pelo movimento político e social conhecido como *Black Feminism*, o qual foi de suma importância e extremamente produtivo no que diz respeito à produção acadêmica e ao desenvolvimento das teorias feministas. A entrada de um maior número de mulheres no meio acadêmico contribuiu para o desenvolvimento sociológico do pensamento das mulheres negras daquela época, o qual segue repercutindo até os dias atuais.[15,16]

Esse movimento depois ganhou força a partir dos movimentos feministas de mulheres indígenas, evoluindo, ainda, para os movimentos feministas

QUADRO 1.1

REPRESENTAÇÃO DAS DEFINIÇÕES DAS LETRAS LGBTQIAPN+

Letra	Significado
L	Lésbicas: mulheres que sentem atração emocional, romântica ou sexual por outras mulheres.
G	*Gays*: homens que sentem atração emocional, romântica ou sexual por outros homens.
B	Bissexuais: pessoas que sentem atração emocional, romântica ou sexual por mais de um gênero.
T	Transgênero: pessoas cuja identidade de gênero é diferente do sexo atribuído no nascimento.
Q	*Queer*: um termo amplo usado por pessoas cuja identidade de gênero ou orientação sexual não se encaixa nas categorias tradicionais.
I	Intersexuais: pessoas que nascem com características sexuais que não se encaixam nas definições típicas de sexo masculino ou feminino.
A	Assexuais: pessoas que experimentam pouca ou nenhuma atração sexual por outras pessoas.
P	Pansexuais: pessoas que sentem atração emocional, romântica ou sexual por pessoas independentemente do gênero.
N	Não binários: pessoas cuja identidade de gênero não se encaixa exclusivamente nas categorias de homem ou mulher.
+	Inclusivo: o símbolo "+" é usado para representar outras identidades de gênero e orientações sexuais que não são explicitamente incluídas nas letras do acrônimo LGBTQIAPN.

Fontes: Globo;[12] Reis.[13]

do terceiro mundo e também para os movimentos *queer* e pós-colonial. Tais movimentos já observavam a intersecção de fatores como racismo e sexismo na vida das mulheres negras, fatores esses que não podem ser capturados inteiramente se olharmos para as dimensões raça ou gênero dessas experiências separadamente. As vivências de uma mulher lésbica branca com sintomas depressivos podem ser bem diferentes das de uma mulher lésbica negra com sintomas depressivos, por exemplo. Existe um desequilíbrio de privilégios entre elas, no qual a questão racial se sobrepõe à orientação sexual e ao gênero.[17]

O QUE É A TEORIA DA INTERSECCIONALIDADE?

Essa teoria nos sinaliza que as experiências de uma pessoa são constituídas por interações que se reforçam mutuamente entre diferentes aspectos de suas identidades, tais como: raça, *status* socioeconômico, gênero e orientação sexual, por exemplo. Central para a teoria da interseccionalidade é a ideia de que múltiplas identidades sociais no nível micro, como, por exemplo, raça, sexo ou classe social, estão ligadas a desigualdades nos níveis macro e estrutural, como, por exemplo, racismo, homofobia, classismo, patriarcado, transfobia, sexismo e pobreza.[17]

A interseccionalidade vai além de examinar fatores individuais como a biologia, o *status* socioeconômico, o sexo, o gênero e a raça – em vez disso, concentra-se nas relações e interações entre esses fatores e em vários níveis da sociedade para determinar como a saúde é moldada em grupos populacionais e contextos geográficos.[17]

Essa abordagem atinge dois objetivos cruciais. Primeiro, chama a atenção para diferenças importantes dentro de grupos populacionais que com frequência são retratados como relativamente homogêneos, como mulheres, homens, migrantes, povos indígenas e minorias sexuais (MS). Por exemplo, permite o entendimento de que um homem *gay* branco portador do vírus da imunodeficiência humana (HIV) de um grupo socioeconômico mais baixo possa ser "penalizado" pela sua orientação sexual e classe social no acesso à saúde e à assistência social, mas que tenha a vantagem relativa de raça sobre um homem *gay* negro portador do vírus HIV também de uma classe social mais baixa de determinada sociedade.[16,18]

Em segundo lugar, esclarece o fato de que as desigualdades individuais e de grupo são moldadas por interações cumulativas entre múltiplos locais e níveis de poder, como, por exemplo, as famílias, os governos, as leis e as políticas; as estruturas de discriminação, como a homofobia, a transfobia, o sexismo, o capacitismo e o racismo; assim como por processos mais amplos de globalização e neoliberalismo. A interseccionalidade defende que o sexo e o gênero são constituídos também por outras categorias sociais e que as estruturas sociais que dão origem às desigualdades devem ser abordadas nas pesquisas em saúde e compreendidas dentro dos campos clínicos de atenção às pessoas. Em outras palavras, também se destaca a necessidade de investigar aspectos da identidade de alguém que se entende ou se reconhece para além de categorias, bem como as maneiras pelas quais esses aspectos de intersecção criam experiências vívidas embutidas em sistemas estruturais de oportunidades e de opressão.[16,18]

O fundamento substantivo da interseccionalidade amplia o escopo dos estudos de gênero contemporâneo ao considerar com mais contundência a intersecção entre sexo/gênero e raça/etnia.[19] Cada vez mais, a teoria da interseccionalidade é vista como uma abordagem para a análise de estruturas de poder multifacetadas e de processos que produzem e sustentam resultados de saúde, os quais podem ajudar a preparar o cenário para examinar as aplicações existentes da interseccionalidade no desenvolvimento do processo de saúde e doença. Em outras palavras, o objetivo de uma análise das interseccionalidades é ser uma análise informada, capaz de mapear as desigualdades em saúde com mais precisão para, em seguida, traçar direções mais eficazes no desenvolvimento de políticas e programas que possam reparar ou ajudar a minimizar essas desigualdades nas sociedades.[14,19]

A TEORIA DA INTERSECCIONALIDADE E O ESTIGMA

A teoria da interseccionalidade argumenta que os indivíduos socialmente excluídos experimentam múltiplas formas de discriminação, estigma e desvantagens que se refletem nessas identidades sociais que se cruzam ou se sobrepõem. Portanto, a teoria das interseccionalidades nos convida a apreciar de forma simultânea as múltiplas identidades sociais, ou seja, trata-se de um exame de poder e desigualdades e do reconhecimento de contextos sociais em profundas mudanças.[20]

A teoria da interseccionalidade também levanta a hipótese de que a discriminação desempenha um papel importante na explicação das disparidades de saúde entre grupos dominantes e minoritários, assim como nas percepções de riscos, no conhecimento, nas atitudes, nas intenções e nos comportamentos relacionados às saúdes mental e sexual e ao HIV e a outras infecções sexualmente transmissíveis (ISTs), por exemplo.[21]

Os estigmas em relação ao consumo de substâncias, o HIV/a aids, a doença mental e a deficiência física, por exemplo, podem ocorrer concomitantemente e podem interagir com outras formas de estigma relacionadas a identidades sociais, como raça, gênero e sexualidade. O estigma é especialmente problemático para as pessoas que vivem com essas condições, porque pode criar barreiras ao acesso aos apoios sociais e estruturais necessários, o que, por sua vez, pode intensificar suas experiências com o estigma.[22]

No que diz respeito à saúde mental, experiências interpessoais como a discriminação podem levar a autovigilância intensificada, desafiar as crenças de uma pessoa sobre equidade e justiça, gerar estigma internalizado em relação a si mesmo e exacerbar os estresses fisiológico e psicológico. Todos esses fatores tendem a contribuir para uma piora nos resultados da saúde mental.[17]

A teoria da interseccionalidade destaca, portanto, o potencial de um processo em descobrir interações complexas e fornecer suporte para a visão de que a intersecção de vários *status* influencia a saúde e os comportamentos de maneiras distintas e por vezes difíceis de identificar por meio de métodos convencionais. O alcance da interseccionalidade nos dias atuais estende-se aos campos da saúde pública e da tradução desse conhecimento e desse campo de estudo para a prática clínica, visando sintetizar e avaliar pesquisas baseadas em evidências científicas e mover essas evidências para a prática de cuidados em saúde, incluindo, por exemplo, dependência química.[15]

TEORIA DO ESTRESSE DE MINORIA

A interseccionalidade é compartilhada com a teoria do estresse de minoria. Essa teoria postula que os indivíduos pertencentes a um grupo de minoria experimentarão um tratamento injusto devido à sua participação no grupo. A teoria do estresse de minoria foi fundamentada inicialmente por Meyer[23] e defende que o excesso de situações e condições adversas no meio social, e não somente de situações individuais, é motivo de somatório de estresses, os quais tendem a ser prejudiciais às saúdes física e mental de pessoas pertencentes a minorais, incluindo as MS estigmatizadas. A teoria do estresse de minoria propõe que as disparidades de saúde entre populações como as MS podem ser explicadas em grande parte por estressores induzidos por uma cultura hostil e homofóbica, que muitas vezes resultam em experiências de preconceito proveniente de familiares e de terceiros e em rejeição e homofobia internalizada, podendo afetar o comportamento e o acesso aos cuidados em saúde. Preconceito externo de terceiros refere-se a qualquer experiência real ou percebida por um indivíduo com associações estruturais ou institucionais ou a preconceito social direto (isto é, ouvir xingamentos e manifestações de ódio). Também está incluída nessa teoria a expectativa de uma pessoa de sofrer rejeição pela sua identidade e o estigma social contra *gays* e indivíduos transexuais.[16]

DESENVOLVIMENTO DA IDENTIDADE DE MINORIAS SEXUAIS

Pode-se entender por MS os grupos de indivíduos cujas orientações sexuais, identidades de gênero ou características sexuais divergem das normas heterossexuais e cisgênero dominantes na sociedade. A evolução e a expansão dos rótulos e dos significados associados às identidades sexuais refletem uma crescente diversidade e complexidade. Essa mudança, amplamente influenciada pela visibilidade crescente e pela integração de questões e pessoas LGBTQIAPN+ em todo o mundo, enfatiza o impacto da visibilidade na formação da identidade pessoal.[24]

O desenvolvimento da identidade em MS é um processo complexo, influenciado por fatores cognitivos, sociais e biológicos,[25] e moldado pelo contexto sócio-histórico. Destaca-se, por exemplo, a emergência de identidades fluidas e em constante transformação entre adultos jovens,[25,26] o que aponta que todas essas identidades são construídas tanto por fatores internos quanto pelas interações sociais e pelas experiências individuais, revelando uma complexidade que transcende o autoconhecimento.[26]

As pressões normativas e as expectativas sociais também impactam o desenvolvimento da identidade de gênero de MS, uma vez que a negociação da identidade muitas vezes envolve navegar por expectativas contraditórias e lidar com estigmas e preconceitos que podem comprometer o bem-estar psicológico. O reconhecimento e a resistência contra essas pressões são vistos como componentes críticos do processo de afirmação da identidade em ambientes, vamos dizer, "menos aceitáveis" pela maioria.[27]

É por isso que as redes de suporte e as comunidades inclusivas desempenham um papel vital na promoção de uma identidade fortalecida e saudável entre MS. O suporte comunitário não apenas alivia o impacto do estigma social, mas também oferece espaços seguros para a exploração e a expressão da orientação sexual e da identidade de gênero. As conexões comunitárias proporcionam recursos críticos que podem reforçar a resiliência e a autoaceitação, facilitando um desenvolvimento identitário mais positivo e integrado.[28]

À medida que as concepções de identidade sexual e de gênero continuam evoluindo, torna-se cada vez mais necessário explorar como essas identidades se desenvolvem em conjunto, especialmente entre as MS. Esse campo em expansão desafia os modelos existentes e sugere uma necessidade contínua de teorias que possam abranger a diversidade crescente de experiências de identidade.[25] Essas identidades são marcadas por experiências únicas e enfrentam desafios específicos, exigindo políticas públicas inclusivas e bem direcionadas.[29]

Embora as expressões da diversidade identitária agora sejam visíveis de maneiras novas e variadas, a realidade é que a diversidade identitária sexual sempre existiu. O que mudou significativamente nos últimos anos foi o nível de reconhecimento cultural, institucional e pessoal dessa diversidade sexual.[30] Essa mudança de percepção sublinha a importância de abordagens inclusivas e atualizadas em políticas públicas e em práticas sociais.[30]

DISPARIDADES DE SAÚDE MENTAL E DE SAÚDE SEXUAL NA POPULAÇÃO LGBTQIAPN+

Pessoas LGBTQIAPN+ enfrentam condições de vida, saúde mental e taxas de violência piores do que seus pares cisgênero heterossexuais. No entanto, até o momento, a população LGBTQIAPN+ do Brasil não foi investigada com uma amostra representativa, e informações básicas como tamanho da população ou características sociodemográficas são baseadas, principalmente, em dados não sistemáticos. Essa falta de pesquisa sistemática da população

LGBTQIAPN + em nosso país segue invisibilizando essas pessoas e dificultando o desenvolvimento de melhores políticas públicas, como ocorre em países que possuem bancos de dados e metodologias de levantamentos epidemiológicos de monitoramento de dados ligados ao adoecimento e ao bem-estar dessa população.[31]

A população LGBTQIAPN+ apresenta altas taxas de depressão e ansiedade, risco de suicídio aumentado e problemas com o consumo de substâncias, entre outros transtornos mentais, e partilha experiências semelhantes de estigmatização, marginalização, abuso sexual, infecção pelo HIV, violação dos direitos civis e assédio no acesso aos serviços de saúde. Em especial para a população transexual, os serviços públicos do Brasil, da Índia e do México, por exemplo, ainda são muito escassos e inadequados à quantidade de potenciais usuários. Embora o Brasil tenha legislação para promover a prestação de serviços de saúde abrangentes voltados ao terceiro gênero, ainda existe uma forte resistência à implementação de tais leis e políticas. O Brasil enfrenta um enorme desafio para se tornar um local onde todos os direitos humanos sejam respeitados, visto ainda ter o título de país mais homolesbotransfóbico do mundo.[32]

A Pesquisa Nacional sobre Álcool e Drogas, uma pesquisa domiciliar probabilística realizada em 2012, coletou dados de 4.067 brasileiros com 14 anos ou mais. Nessa pesquisa, 3,4% da amostra declararam-se MS; sendo que, destes, 53,8%, se declararam mulheres; 66,5%, solteiras, com idade média de 29,5 anos (desvio-padrão de 16 anos). No grupo que se declarou como de MS, foi identificada alta prevalência de dependência de álcool (15,2%) e consumo excessivo de álcool (22,2%). Os entrevistados eram mais propensos a usar *crack* e alucinógenos, a ter se envolvido em prostituição infantil e abuso sexual infantil e a relatar ideação suicida no ano anterior. Também eram mais propensos a praticar sexo desprotegido em comparação com minorias não sexuais. Quase um terço referiu ter sofrido discriminação homofóbica ao longo da vida. Também foram relatadas taxas mais elevadas de violência doméstica (18,9%) e de violência urbana (18%) entre as MS. Esses resultados reforçam que a violência dirigida a indivíduos na comunidade de MS no Brasil começa cedo na vida e persiste na idade adulta quando comparada à dirigida a minorias não sexuais. Essa população também está mais exposta a transtornos por uso de substâncias.[33]

Um dos poucos estudos nacionais realizados no Brasil com amostra grande foi conduzido por Spizzirri e colaboradores,[31] que avaliaram a proporção de adultos assexuais, lésbicas, *gays*, bissexuais, trans e não binários. Em uma amostra (n = 6.000) da população adulta brasileira, esse estudo mostrou que, entre os adultos brasileiros, 12% são MS; 5,7%, assexuais; 0,9%, lésbicas; 1,3%, *gays*; 2,1%, bissexuais; 0,6%; trans; e 1,1%, não binários. Em comparação com homens cisgênero heterossexuais, a maioria dos indivíduos de MS apresentou piores indicadores socioeconômicos e taxas mais altas de violência psicológica e verbal autorreferidas. Todos os grupos de MS e de minorias de gênero e mulheres cisgênero heterossexuais relataram violência sexual com mais frequência do que os grupos de homens cisgênero heterossexuais. A violência sexual foi relatada de 4 a 25 vezes mais frequentemente por mulheres heterossexuais cisgênero e indivíduos trans, respectivamente. Esses resultados fornecem evidências do importante tamanho da população brasileira LGBTQIAPN+, bem como de sua vulnerabilidade socioeconômica e dos níveis de violência vivenciados pelo grupo.[31]

VULNERABILIDADES, ESTIGMA, PRECONCEITO E O IMPACTO DA VITIMIZAÇÃO NO DESENVOLVIMENTO DA IDENTIDADE DE MINORIA

A vivência de indivíduos LGBTQIAPN+ é marcada por uma série de desafios que incluem vulnerabilidades específicas, exposição a estigmas persistentes e frequentes experiências de preconceito. Esses elementos combinam-se para criar um ambiente social que pode afetar profundamente o desenvolvimento pessoal e a saúde mental dessas minorias.[34]

Estudos recentes examinam como rótulos de orientação sexual como "ativo" e "passivo" estão vinculados a práticas sexuais específicas e a risco à saúde (por exemplo, exposição ao HIV), com homens *gays* identificados como "passivos" estando mais sujeitos a riscos. Esse ponto é reforçado por pesquisas que documentam como homens homossexuais na África do Sul negociam suas identidades sexuais e relações, muitas vezes desafiando normas heteronormativas prevalentes.[30]

Vulnerabilidades e microviolências emergem não apenas de riscos físicos e emocionais, mas também da marginalização social que esses indivíduos enfrentam diariamente. Podemos entender microviolências como certas expressões e comportamentos cotidianos, fortemente enraizados em algumas culturas, que, ainda que sejam expressados como elogios, acabam contendo sinais de críticas ou pré-julgamentos. São falas ou olhares que, de alguma forma, passam pelos preconceitos existentes na sociedade e acabam por ferir, machucar e causar dor psicológica para quem as vivencia.[30]

O estigma associado às identidades LGBTQIAPN+ frequentemente se manifesta em formas de discriminação sutil e aberta, influenciando negativamente a autoestima e a qualidade de vida. Além disso, o preconceito – seja ele velado ou explícito – pode levar a formas mais graves de exclusão e vitimização, deixando marcas permanentes (ver Quadro 1.2).[35]

Esses aspectos são essenciais para compreender a complexidade da vitimização de pessoas LGBTQIAPN+, como indicado por Sibanyoni e colabora-

> **QUADRO 1.2**
> TEORIA DAS JANELAS QUEBRADAS
>
> A teoria das janelas quebradas, concebida por James Wilson e George Kelling em 1982, oferece uma lente metafórica para compreender a relação entre desordem e crime nas comunidades. No contexto da vitimização LGBTQIAPN+, atos de intolerância e discriminação funcionam como "janelas quebradas", indicando falta de cuidado com a comunidade. Isso pode iniciar um ciclo de vitimização, minando a confiança na proteção do sistema judicial. A resposta policial sensível e proativa é essencial para interromper esse ciclo, demonstrando que tais comportamentos são inaceitáveis. O treinamento policial abrangente e a construção de relações com a comunidade LGBTQIAPN+ são cruciais para garantir investigações e processos adequados, contribuindo para um ambiente mais seguro e inclusivo para todos.
>
> **Fonte:** Sibanyoni e colaboradores.[36]

dores,[36] que observam como o medo e o isolamento resultantes da discriminação podem levar muitos a ocultar sua verdadeira identidade.

Craig e colaboradores[37] adicionam que microagressões interseccionais e a constante necessidade de ocultar a identidade sexual agravam os efeitos do estigma e prejudicam a saúde mental de jovens homens de MS negras e de mulheres transgênero.

A "SAÍDA DO ARMÁRIO"

O processo de "sair do armário" ou *coming out*, em inglês, pode ser altamente desafiador e sensível para indivíduos LGBTQIAPN+. O conceito de "sair do armário" é frequentemente utilizado quando alguém reconhece sua orientação sexual e/ou identidade de gênero como diferente da norma cis-heterossexual e compartilha essa percepção com si mesmo e com outros, enquanto tenta manter seus laços sociais existentes.[38]

É importante reconhecer que existem diversos "armários", por exemplo, aqueles que dizem respeito à própria pessoa, aos amigos, aos familiares, ao ambiente escolar, ao local de trabalho e à sociedade em geral. Além disso, o processo de revelação é dinâmico, podendo ocorrer múltiplas vezes à medida que o indivíduo muda de contexto social, como ao mudar de escola, emprego ou cidade. Experiências anteriores também podem influenciar a maneira como o indivíduo lida com as situações. Algumas pessoas podem até "voltar pro armário", recorrendo frequentemente ao uso de substâncias para lidar com o estresse da adaptação. É importante notar que a revelação da identidade pode marcar o início do uso problemático de drogas, com potenciais riscos ao longo da vida. Para muitos, o uso de substâncias oferece um tipo de "conforto" que não conseguem encontrar em si mesmos, na família ou na sociedade.[38,39]

A TERAPIA AFIRMATIVA DE GÊNERO

A terapia afirmativa de gênero é uma evolução primordial das práticas terapêuticas convencionais, especificamente moldada para atender às necessidades das MS. Essa abordagem enfatiza a validação ativa das identidades estigmatizadas desses grupos, focando em reconhecer e tratar os impactos substanciais do estigma tanto interpessoal quanto estrutural que enfrentam no dia a dia. Sua eficácia é corroborada por várias pesquisas, entre elas, o programa ESTEEM, que logrou uma redução significativa nos sintomas depressivos em homens *gays* e bissexuais. Esse sucesso é atribuído à modificação de fatores gerais que afetam a saúde mental, como o apoio social e a ruminação.[37,40]

Adicionalmente, Craig e colaboradores[41] desenvolveram a intervenção AFFIRM, uma variante da terapia cognitivo-comportamental (TCC) executada em grupo, projetada para suprir deficiências dos métodos terapêuticos tradicionais. Essa intervenção, que se distingue por sua aplicabilidade em grupo e sua adaptação para uso em diversos ambientes comunitários, oferece suporte fundamentado em evidências e ajustado às demandas específicas das MS. O AFFIRM orienta os participantes no processo de identificação e de confronto das fontes de estresse específicas às minorias, além de fomentar o desenvolvimento de estratégias robustas para reforçar a resiliência e estimular a autoaceitação, melhorando assim o bem-estar psicológico e social em um contexto de suporte comunitário.[41] A seguir, o Quadro 1.3 ilustra alguns princípios e características-chave da terapia afirmativa.

Na prática descrita por Jenkins e colaboradores,[43] os terapeutas são encorajados a usar pronomes específicos escolhidos pelos clientes e a validar suas experiências internas. Esse método é amplamente respaldado por várias associações profissionais americanas, incluindo a American Counseling Association (ACA), a American Academy of Pediatrics (AAP) e a American Psychological Association (APA), que destacam sua relevância como uma resposta fundamental e respeitosa às necessidades de indivíduos trans e com diversidade de gênero.

Além disso, a terapia afirmativa de gênero é uma estratégia progressiva que se concentra no apoio e na validação das identidades de MS em um contexto de respeito e compreensão.[44] Bazán e Mansilla[45] argumentam que os tratamentos psicológicos devem ser especificamente adaptados para melho-

QUADRO 1.3
PRINCÍPIOS E CARACTERÍSTICAS-CHAVE DA TERAPIA AFIRMATIVA

Validação da identidade	A terapia afirmativa reconhece e valida a identidade de gênero e a orientação sexual das pessoas, sem as patologizar ou tentar mudá-las para se conformarem a padrões heteronormativos ou cisnormativos.
Respeito pela diversidade	Essa abordagem reconhece e celebra a diversidade de identidades de gênero e de orientações sexuais, admitindo que não há uma única maneira "certa" de ser ou se identificar.
Acesso à saúde mental	A terapia afirmativa busca reduzir as barreiras de acesso à saúde mental para pessoas LGBTQIAPN+ ao fornecer um ambiente terapêutico seguro, no qual elas possam abordar questões específicas relacionadas a sua identidade de gênero ou a sua orientação sexual.
Empoderamento	A terapia afirmativa busca capacitar os clientes LGBTQIAPN+ a desenvolverem uma maior autoaceitação, autoestima e resiliência, ajudando-os a lidar com o estigma social e a discriminação que enfrentam.
Foco nas necessidades do cliente	Essa abordagem terapêutica é centrada no cliente, adaptando-se às necessidades individuais e às experiências de cada pessoa, reconhecendo que as experiências de vida de pessoas LGBTQIAPN+ podem variar amplamente.
Competência cultural e sensibilidade	Terapeutas afirmativos são treinados para terem sensibilidade cultural em relação às experiências únicas de pessoas LGBTQIAPN+ e para compreenderem as questões específicas que elas podem enfrentar, como discriminação, rejeição familiar e questões de identidade.

Fonte: Ramos.[42]

rar os resultados terapêuticos para essa população, capacitando terapeutas para promover a autoestima e a resiliência e para desenvolver estratégias de enfrentamento eficazes contra adversidades.

A necessidade clínica de psicoterapias afirmativas LGBTQIAPN+ tem sido amplamente reconhecida; no entanto, a pesquisa empírica sobre seus resultados é limitada. Além disso, as principais questões sobre para quem servem essas psicoterapias e o que elas compreendem exigem consideração crítica.[45]

SUPORTE SOCIAL

SUPORTE FAMILIAR

O suporte familiar desempenha um papel crucial no bem-estar e na saúde mental das pessoas LGBTQIAPN+. Quando uma pessoa LGBTQIAPN+ encontra apoio e aceitação dentro de sua família, ela geralmente experimenta melhores resultados em termos de saúde mental, autoestima e qualidade de vida.[46-48] Já a falta de apoio e de entendimento pode contribuir para o surgimento de problemas psicológicos. Assim, a existência de uma rede de suporte, seja formada por familiares, amigos ou profissionais da saúde, emerge como elemento essencial para promover o bem-estar emocional das pessoas LGBTQIAPN+ e a aceitação de sua orientação sexual e/ou identidade de gênero.[7,49,50]

A origem de muitas condições psicológicas desfavoráveis nessa população pode estar enraizada no ambiente familiar, no qual indivíduos enfrentam restrições para expressar sua identidade e suas opiniões verdadeiras. Essa situação pode levar a uma sensação de desesperança e, consequentemente, a problemas de saúde mental.[7,49,50]

Estudos como os realizados por Selles e colaboradores[50] destacam uma influência considerável da religião no sucesso ou no fracasso das dinâmicas familiares, uma vez que muitos pais religiosos associam a transexualidade a conceitos negativos. Em contrapartida, muitos jovens buscam conforto em religiões mais inclusivas, como a wicca e o candomblé, que promovem uma abordagem mais tolerante, celebrando divindades e orixás e valorizando a conexão com a natureza e seus princípios. Os autores enfatizam a importância de uma abordagem centrada na família nos serviços de saúde, visando facilitar a compreensão e o suporte adequado às famílias que enfrentam dificuldades em aceitar seus membros LGBTQIAPN+.[51]

Indivíduos LGBTQIAPN+ muitas vezes dependem de "famílias de escolha" para apoio e cuidados, enfatizando a importância de pessoas não biológica ou legalmente relacionadas em suas vidas.[52] Um fator importante que pode ser consequência da falta do suporte familiar são os desafios enfrentados pela comunidade LGBTQIAPN+, incluindo a discriminação e a solidão. Indivíduos LGBTQIAPN+ idosos frequentemente têm menos redes de apoio, tendem a viver sozinhos e experimentam uma solidão significativa em comparação com a população idosa em geral.[53]

O Quadro 1.4 mostra como o suporte familiar pode impactar positivamente a vida de pessoas LGBTQIAPN+.

QUADRO 1.4

O IMPACTO POSITIVO DO SUPORTE FAMILIAR NA VIDA DE PESSOAS LGBTQIAPN+

Aspecto	Descrição
Aceitação e apoio emocional	Quando os membros da família demonstram aceitação e oferecem apoio emocional incondicional, isso pode ajudar a pessoa LGBTQIAPN+ a se sentir valorizada, amada e compreendida.
Ambiente seguro e inclusivo	Um ambiente familiar seguro e inclusivo, no qual a pessoa LGBTQIAPN+ se sente livre para expressar sua identidade e ser quem realmente é, é essencial para seu bem-estar psicológico e emocional.
Redução do estigma e da discriminação	O suporte familiar pode ajudar a reduzir o estigma e a discriminação enfrentados pela pessoa LGBTQIAPN+ tanto dentro quanto fora de casa, criando um ambiente protetor e de apoio.
Fortalecimento dos laços familiares	Quando a família apoia ativamente a pessoa LGBTQIAPN+, isso pode fortalecer os laços familiares e promover uma relação de confiança e respeito mútuos.
Acesso a recursos e serviços	O suporte familiar pode facilitar o acesso da pessoa LGBTQIAPN+ a recursos e serviços de saúde mental, a grupos de apoio, a terapia familiar e a outras formas de suporte que podem ser benéficas para seu bem-estar.

Fontes: Fish e Pasley;[46] Riggle e colaboradores;[47] Bouris e colaboradores.[48]

SUPORTE SOCIAL DOS SERVIÇOS DE SAÚDE

Além do suporte familiar, os demais grupos sociais, como os encontrados nos serviços de saúde, também são importantes. Pesquisas demonstraram que, para reduzir a discriminação e promover uma saúde mental positiva, os profissionais precisam apoiar os indivíduos LGBTQIAPN+ no acesso a redes comunitárias e grupos de apoio.[54] Os indivíduos LGBTQIAPN+ podem não procurar explicitamente cuidados de saúde mental para desafios relacionados com questões voltadas para a sexualidade, mas é importante reconhecer a importância de se vencer esses desafios para a promoção do seu bem-estar mental.[55]

SUPORTE SOCIAL NAS ESCOLAS

A escola também deve ser um ponto de atenção quando falamos em grupos sociais. É imperativo concentrar-se em mudanças sistêmicas para melhorar o clima escolar geral por meio de esforços de prevenção e promoção, bem como de intervenções individualizadas e diretas e de cuidados coordenados para jovens LGBTQIAPN+ que necessitam de maior apoio.[56]

SUPORTE SOCIAL NAS EMPRESAS

O impacto das políticas de apoio LGBTQIAPN+ em ambientes empresariais tem sido associado a melhores recrutamento, retenção e desempenho global da empresa, sublinhando a importância do apoio em nível organizacional.[57] Também foi observado que os grupos de funcionários LGBTQIAPN+ proporcionam um espaço para apoio social e defesa nos locais de trabalho, enfatizando ainda mais a importância das estruturas de apoio em vários ambientes.[58]

GRUPOS DE MÚTUA AJUDA

Grupos de mútua ajuda e suporte terapêutico em grupo são fundamentais para a comunidade LGBTQIAPN+ (ver Anexo), servindo como pilares de apoio em meio aos desafios únicos enfrentados por esses indivíduos. A importância desses grupos reside na sua capacidade de proporcionar um espaço seguro no qual seus membros podem compartilhar experiências, receber e oferecer apoio emocional e aprender técnicas de manejo de estresse e ansiedade. Esses grupos ajudam a mitigar a sensação de isolamento que muitos sentem devido ao preconceito e à discriminação, fortalecendo a identidade comunitária e o senso de pertencimento.[59]

No Brasil, existem diversos grupos e organizações que oferecem apoio para pessoas LGBTQIAPN+ e seus familiares. Esses grupos são voltados a: pais e familiares, promovendo aceitação e entendimento por meio de seus recursos e suporte emocional; defesa dos direitos LGBTQIAPN+, fornecendo suporte emocional e orientação jurídica, bem como combatendo ativamente a discriminação; terapia e assistência social; atividades de *advocacy*, suporte por meio de grupos de discussão e outras iniciativas; organização de atividades culturais, educativas e de apoio psicossocial; promoção da igualdade e de apoio à comunidade LGBTQIAPN+.[59] As comunidades de apoio desempenham um papel crucial no bem-estar e na resiliência dos membros da família LGBTQIAPN+. O apoio da família, dos amigos e da comunidade é um forte preditor de resultados positivos, incluindo a situação de vida, a autoestima e a estima LGBTQIAPN+.[60] Além disso, descobriu-se que grupos de apoio social adaptados a indivíduos LGBTQIAPN+ abordam o isolamento social, aumentam a resiliência da comunidade e melhoram o acesso aos recursos.[61]

CONSIDERAÇÕES FINAIS

Entender a diversidade de gênero como um espectro é um dos primeiros e mais importantes passos que um clínico ou profissional da saúde precisa dar quando trabalha com a sexualidade das pessoas, principalmente quando essas são pessoas transexuais. Como já mencionado, nossos conceitos sobre o que é masculino e feminino são largamente engendrados culturalmente, e muitas pessoas são com frequência forçadas a se moldar em uma "caixa de gênero" desde o nascimento. Saber que o gênero não é dicotômico irá ajudar clínicos e profissionais da saúde a apreciar aqueles pacientes cujos gêneros são mais diversos. Estar atento aos nossos próprios estereótipos de gênero também ajudará a evitar que nossos pacientes passem por esses mesmos estereótipos. Respeitar o pronome dos nossos pacientes e a identidade de gênero de cada um nos ajudará a promover um espaço seguro de cuidados.

Assim, é importante respeitar a orientação sexual e a identidade de gênero de cada pessoa e reconhecer que tentativas de mudá-las, seja por meio de terapias de conversão seja por outros métodos, podem ser prejudiciais e iatrogênicas, não tendo base científica sólida.[9]

REFERÊNCIAS

1. Rubin JD, Atwood S, Olson KR. Studying gender diversity. Trends Cogn Sci. 2020;24(3): 163-5.

2. Butler J. Problemas de gênero: feminismo e subversão da identidade. Rio de Janeiro: Civilização Brasileira; 2018.

3. Gay & Lesbian Alliance Against Defamation. Glossary of terms: LGBTQ [Internet]. Los Angeles. GLAAD; 2022 [capturado em 13 abr 2024]. Disponível em: https://www.glaad.org/.

4. Perez-Brumer A, Day JK, Russell ST, Hatzenbuehler ML. Prevalence and correlates of suicidal ideation among transgender youth in California: findings from a representative, population-based sample of high school students. J Am Acad Child Adolesc Psychiatry. 2017;56(9):739-46.

5. Rider GN, McMorris BJ, Gower AL, Coleman E, Eisenberg ME. Health and care utilization of transgender and gender nonconforming youth: a population-based study. Pediatrics. 2018;141(3):e20171683.

6. Yarbrough E. Trangender mental health. Washington: APA; 2018.

7. Francisco LCFL, Barros AC, Pacheco MS, Nardi AE, Alves VM. Ansiedade em minorias sexuais e de gênero: uma revisão integrativa. J Bras Psiquiatr. 2020;69(1):48-56.

8. Pino NP. A teoria queer e os intersex: experiências invisíveis de corpos des-feitos. Dossiê: sexualidades disparatadas. Cad Pagu. 2007;(28):149-74.

9. Doe J. Compreendendo a orientação sexual. São Paulo: ABC; 2020.

10. Rio de Janeiro (Prefeitura). Guia da diversidade LGBT: saúde, atendimento, legislação [Internet]. Rio de Janeiro; 2019. Disponível em: https://www.rio.rj.gov.br/dlstatic/10112/9492017/4238301/GuiadaDiversidade.pdf.

11. Amnesty International. Violations of rights to freedom of expression, association and assembly based on sexual orientation, gender identity and/or expression: Submission to the UN Independent Expert on sexual orientation and gender identity [Internet]. Cuidad de Mexico: Amnesty International; 2024 [capturado em 13 abr 2024]. Disponível em: https://www.amnesty.org/en/documents/ior40/7655/2024/en/.

12. Globo. Corpo: artigo indefinido. São Paulo: Globo Comunicação e Participantes; 2017.

13. Reis T. Manual de comunicação LGBTI+. 2. ed. Curitiba: Aliança Nacional LGBTI/GayLatino; 2018.

14. Kapilashrami A, Hankivsky O. Intersectionality and why it matters to global health. Lancet. 2018;391(10140):2589-91.

15. Kelly C, Kasperavicius D, Duncan D, Etherington C. 'Doing' or 'using' intersectionality? Opportunities and challenges in incorporating intersectionality into knowledge translation theory and practice. Int J Equity Health. 2021;20(1):187.

16. Associação Brasileira de Estudos em Álcool e outras Drogas. Dependência química: racismo, gênero, determinantes sociais e direitos humanos. Curitiba: Appris; 2023.

17. Vu M, Li J, Haardörfer R, Windle M, Berg CJ. Mental health and substance use among women and men at the intersections of identities and experiences of discrimination: insights from the intersectionality framework. BMC Public Health. 2019;19(1):108.

18. Duchesne S, Trujillo C. Reflections on neurofeminism and intersectionality using insights from psychology. Front Psychol. 2021;15:684412.

19. Mena JA, McKenna B, Ramey SJ, Christensen MC. The influence of social determinants on health outcomes: a systematic review. BMC Public Health. 2019;19(1):15.

20. Muirhead VL, Milner A, Freeman R, Doughty J, Macdonald ME. What is intersectionality and why is it important in oral health research? Community Dent Oral Epidemiol. 2020;48(6):464-470.

21. Sunil TS, Xu X. Substance abuse and HIV/STD prevention at a Hispanic-serving institution in South Texas: a study of racial/ethnic and gender heterogeneity and intersectionality. J Ethn Subst Abuse. 2021;20(2):257-74.

22. Earnshaw VA, Smith LR, Cunningham CO, Copenhaver MM. Intersectionality of internalized HIV stigma and internalized substance use stigma: Implications for depressive symptoms. J Health Psychol. 2015;20(8):1083-9.

23. Meyer IH. Minority stress and mental health in gay men. J Health Soc Behav. 1995;36(1):38-56.

24. Kirby TA, Barreto M, Korine R, Hendy J, Osman L, Stadie S, Tan D. To conceal or reveal: Identity-conscious diversity ideologies facilitate sexual minority identity disclosure. 2023;54(1):199-218.

25. Homick CR, Platt LF. Gender, sexuality, and psychological theories of youth development. In: Noblit GW, editor. Oxford research encyclopedia of education. New York: Oxford University; 2021.

26. Svensson MED, Frost DM. Sexual orientations and identities among sexual minority emerging adults: beyond the dichotomy of homosexual vs. heterosexual. In: Frost DM, McClelland S, editors. The oxford handbook of sexual and gender minority mental health. New York: Oxford University; 2021. p. 123-37.

27. Chan RCH, Leung JSY, Wong DCK. Experiences, motivations, and impacts of sexual orientation change efforts: Effects on sexual identity distress and mental health among sexual minorities. J Sex Res. 2022;59(1):98-110.

28. Tan KKH, Byrne JL, Treharne GJ, Veale JF. Unmet need for gender-affirming care as a social determinant of mental health inequities for transgender youth in Aotearoa/New Zealand. J Public Health. 2023;45(2):e225-33.

29. Badgett MVL, Carpenter CS, Sansone D. LGBTQ economics. J Econ Perspect. 2021;35(2):141.

30. Russell S, Bishop MD, Fish J. Expanding notions of LGBTQ+. Annu Rev Sociol. 2023;49:281-96.

31. Spizzirri G, Eufrásio RÁ, Abdo CHN, Lima MCP. Proportion of ALGBT adult Brazilians, sociodemographic characteristics, and self-reported violence. Sci Rep. 2022;12(1):11176.

32. Diehl A, Vieira DL, Zaneti MM, Fanganiello A, Sharan P, Robles R, et al. Social stigma, legal and public health barriers faced by the third gender phenomena in Brazil, India and Mexico: travestis, hijras and muxes. Int J Soc Psychiatry. 2017;63(5):389-99.

33. Diehl A, Pillon SC, Caetano R, Madruga CS, Wagstaff C, Laranjeira R. Violence and substance use in sexual minorities: data from the Second Brazilian National Alcohol and Drugs Survey (II BNADS). Arch Psychiatr Nurs. 2020;34(1):41-8.

34. Schmitz RM, Robinson BA, Tabler JL, Welch B, Rafaqut S. LGBTQ+ latino/a young people's interpretations of stigma and mental health: an intersectional minority stress perspective. J Health Soc Behav. 2020;61(2):198-214.

35. Qualter P, Victor C, Barreto M, Demetrovics Z, Reinhardt M. 3.O. workshop: structural stigma shapes LGBTQ+ mental health and well-being across countries. Eur J Public Health. 2022;32(Suppl 3):ckac129.192.

36. Sibanyoni EK, Mkhize S, Amali SE. LGBTQIA+ victimization: a theoretical discourse. Sex Gender Pol. 2023;6(4):253-62.

37. Craig A, Walsh J, Quinn K. Intersectional microaggressions, sexual identity concealment, and mental health of young black sexual minority men and transgender women. Arch Sex Behav. 2023;53:1245-54.

38. Pacheco J. Coming out in a college setting: understanding LGBTQ student identity development. J Coll Stud Dev. 2021;62(5):603-20.

39. Goldman AW, Fisette JL, Bluestein N, Erickson KI, Freeman A, Griffith H. Coming out and feeling good: Women's use of leisure to renegotiate their identities. J Leis Res. 2017;49(4):295-312.

40. Pachankis JE, Harkness A, Maciejewski KR, Behari K, Clark KA, McConocha E, et al. LGBQ-affirmative cognitive-behavioral therapy for young gay and bisexual men's mental and sexual health: a three-arm randomized controlled trial. J Consult Clin Psychol. 2022;90(6):459-77.

41. Craig SL, Eaton AD, Leung VWY, Iacono G, Austin A, Howell S, et al. Efficacy of affirmative cognitive behavioural group therapy for sexual and gender minority adolescents and young adults in community settings in Ontario, Canada. BMC Psychol. 2021;9:94.

42. Ramos MM. Manual de terapia afirmativa: um guia para a psicoterapia com pessoas LGBTQ+. Aracaju: Afirmativa; 2023.

43. Jenkins P, Panozzo D. "Ethical care in secret": qualitative data from an international survey of exploratory therapists working with gender-questioning clients. J Sex Marital Ther. 2024;1-26.

44. Craig SL, Austin A. Alessi EJ. Cognitive-behavioral therapy for sexual and gender minority youth mental health. In: Pachankis JE, Safren SA, editors. Handbook of evidence-based mental health practice with sexual and gender minorities. New York: Oxford University; 2019.

45. Bazán A, Mansilla M. La adaptación afirmativa de los tratamientos psicológicos para minorías sexuales: una revisión sistemática. Clin Contemp. 2022;13(1):1-23.

46. Fish JN, Pasley K. Sexual (minority) trajectories, mental health, and parental factors. J Adolesc Health. 2017;61(6):694-702.

47. Riggle EDB, Rostosky SS, Horne SG. Psychological distress, well-being, and legal recognition in same-sex couple relationships. J Fam Psychol. 2017;31(6):709-19.

48. Bouris A, Guilamo-Ramos V, Pickard A, Shiu C, Loosier PS, Dittus P, et al. A systematic review of parental influences on the health and well-being of lesbian, gay, and bisexual youth: time for a new public health research and practice agenda. J Prim Prev. 2018;39(3):263-97.

49. Nascimento GCM, Comin FSA. A revelação da homossexualidade na família: revisão integrativa da literatura científica. Temas Psicol. 2018;26(3):1527-41.

50. Lira AN, Morais NA. Estratégias metodológicas de investigação da resiliência em lésbicas, gays e bissexuais (LGBTs): revisão integrativa de literatura. Temas Psicol. 2018;26(3):1427-45.

51. Selles BRS, Almeida PF, Ahmad AF, Lemos A, Ribeiro CR. Redes sociais de apoio às pessoas trans: ampliando a produção de cuidado. Saúde Debate. 2022;46(Esp 6):148-61.

52. Wardecker BM, Johnston TR. Seeing and supporting lgbt older adults' caregivers and families. J Gerontol Nurs. 2018;44(11):2-4.

53. Shnoor Y, Berg-Warman A. Needs of the aging lgbt community in israel. Int J Aging Hum Dev. 2019;89(1):77-92.

54. McCann E, Brown M. Discrimination and resilience and the needs of people who identify as transgender: a narrative review of quantitative research studies. J Clin Nurs. 2017;26(23-24):4080-93.

55. Fowler JA, Buckley L, Muir M, Viskovich S, Paradisis C, Zanganeh P, et al. Digital mental health interventions: a narrative review of what is important from the perspective of LGBTQIA+ people. J Clin Psychol. 2023;79(11):2685-713.

56. Weinberg JR, Cooper JM. Examining the mental health needs of sexual and gender minority youth to articulate a multitiered system of supports for schools. Psychol Schools. 2023;60(9):3612-32.

57. Pichler S, Blazovich JL, Cook KA, Huston JM, Strawser WR. Do lgbt-supportive corporate policies enhance firm performance? Hum Resour Manag. 2017;57(1):263-78.

58. Githens RP, Aragon SR. LGBT employee groups: goals and organizational structures. Adv Dev Hum Resour. 2009;11(1):121-35.

59. Herrick AL, Stall R, Goldhammer H, Egan JE, Mayer KH. Resilience as a research framework and as a cornerstone of prevention research for gay and bisexual men: theory and evidence. AIDS Behav. 2014;18(1):1-9.

60. Snapp S, Watson RJ, Russell ST, Díaz RM, Ryan C. Social support networks for lgbt young adults: low cost strategies for positive adjustment. Fam Relat. 2015;64(3):420-30.

61. Logie CH, Lacombe-Duncan A, Lee-Foon N, Ryan S, Ramsay H. "It's for us – newcomers, LGBTQ persons, and HIV-positive persons. You feel free to be": a qualitative study exploring social support group participation among African and Caribbean lesbian, gay, bisexual and transgender newcomers and refugees in Toronto, Canada. BMC Int Health Hum Rights. 2016;16(1):18.

LEITURAS RECOMENDADAS

Craig SL, Austin A, Alessi EJ. Gay affirmative cognitive behavioural therapy for sexual minority youth: a clinical adaptation. Clin Soc Work. 2013;41(3):25-35.

Haworth BT, Cassal LCB, Muniz TdP. 'No-one knows how to care for LGBT community like LGBT do': LGBTQIA+ experiences of COVID-19 in the United Kingdom and Brazil. Disasters. 2023;47(3):584-607.

Oginni O. A commentary on covid-19 and the lgbt community in nigeria: risks and resilience. Psychol Sex Orientat Gend Divers. 2021;8(2):261-3.

ANEXO

TIPOS DE SUPORTE

Ao pesquisar sobre grupos de apoio e terapias de grupo para a comunidade LGBTQIAPN+, é importante considerar que esses grupos podem variar muito em abordagem e disponibilidade, dependendo do contexto regional e cultural. No entanto, alguns grupos e organizações têm reconhecimento internacional e oferecem apoio *on-line*, tornando-se acessíveis a um público mais vasto. Aqui estão alguns exemplos de organizações inspiradoras que oferecem suporte para a comunidade.

GLSEN (Gay, Lesbian & Straight Education Network): Focada principalmente em jovens LGBTQIAPN+ em contexto escolar, a GLSEN oferece recursos e apoio para promover um ambiente seguro e afirmativo para estudantes de todas as orientações sexuais, identidades e expressões de gênero. Eles enfatizam a importância dos educadores na criação de espaços positivos e valorizam os movimentos estudantis. Por meio de pesquisas e do desenvolvimento de recursos educacionais, a GLSEN apoia políticas que protegem estudantes LGBTQIAPN+ e outros grupos marginalizados, lutando contra leis discriminatórias e promovendo leis de proteção. Hoje, com mais de 25 anos de atuação, a organização conta com uma rede de mais de 1,5 milhão de pessoas, incluindo estudantes, famílias e educadores, todos trabalhando juntos para tornar as escolas lugares seguros e acolhedores. A GLSEN se dedica diariamente a garantir que estudantes LGBTQIAPN+ possam estudar sem medo de *bullying* ou assédio, visando transformar as escolas em ambientes seguros e afirmativos para todos os jovens.

PFLAG (Parents, Families, and Friends of Lesbians and Gays): Fundada em 1973 por mãe e filho *gay*, a PFLAG nasceu da frente unificada de uma família que lidera com amor. O que começou como uma carta, levou a uma marcha, que lançou uma reunião e deu origem a um movimento de milhões de pessoas. Essa organização internacional oferece suporte, educação e *advocacy* em nome de pessoas LGBTQIAPN+ e suas famílias. Com frequência organiza grupos de suporte para membros da comunidade.

The Trevor Project: O Projeto Trevor é a principal organização sem fins lucrativos de prevenção ao suicídio e intervenção em crises para jovens LGBTQIAPN+. Fornece informação e apoio aos jovens LGBTQIAPN+ 24 horas por dia, 7 dias por semana, durante todo o ano. Você pode se juntar ao projeto e apoiá-lo como arrecadador de fundos, participando de alguma iniciativa, oferecendo seu tempo como voluntário conselheiro ou até mesmo trabalhando no projeto.

Grupo Dignidade: No Brasil, o Grupo Dignidade oferece diversos serviços e suporte para a comunidade LGBTQIAPN+, incluindo a promoção da saúde mental. O Grupo Dignidade foi fundado em 1992 em Curitiba, sendo o primeiro grupo organizado no Paraná a atuar na área da promoção da cidadania de lésbicas, *gays*, bissexuais, travestis, transexuais e intersexo. Foi a primeira organização LGBTQIAPN+ no Brasil a receber o título de Utilidade Pública Federal, por decreto presidencial, em 5 de maio de 1997, e sua atuação sempre ocorreu tanto no nível local como no âmbito nacional. Atualmente, o Grupo Dignidade possui parcerias com diversas outras organizações da sociedade civil, destacando-se o Instituto Brasileiro de Diversidade Sexual (IBDSEX), com o qual mantém o Centro de Documentação Professor Luiz Mott (CEDOC); a Aliança Nacional LGBTI+; o Centro Paranaense de Cidadania (CEPAC), responsável por diversos projetos de formação em saúde sexual e diversidade; a Associação Brasileira de Famílias Homotransafetivas (ABRAFH), e a GayLatino. O time do Grupo Dignidade conta com mais de 110 pessoas, entre voluntários, diretores, estagiários, pesquisadores e bolsistas, todos ativistas que compartilham o amor pela defesa dos direitos das pessoas LGBTQIAPN+.

Casa 1: Também no Brasil, a Casa 1 é um centro cultural e de acolhimento que oferece atividades e suporte para a comunidade LGBTQIAPN+, incluindo questões relacionadas à saúde mental. Fundada em 2017, a Casa 1 é um projeto da sociedade civil que tem como propósito a acolhida de jovens entre 18 e 25 anos que foram expulsos de casa pela família por suas orientações afetivas sexuais e por sua identidade de gênero. A residência tem como foco a promoção de autonomia e de organização de jovens que, de uma hora para outra, se veem sem teto. O centro cultural Casa 1 conta com uma programação recheada de atividades nas mais diversas áreas e é aberto para todos e todas, sendo que o espaço tem o propósito de estabelecer uma relação com o entorno e promover uma programação totalmente gratuita. De plantões de escuta a atendimentos psicoterápicos diversos, a Clínica Social atende à demanda de cuidados com a saúde mental da comunidade LGBTQIAPN+, tanto dos residentes quanto da comunidade.

Associação Brasileira de Gays, Lésbicas, Bissexuais, Travestis, Transexuais e Intersexos (ABGLT): Uma das maiores redes de ativismo LGBTQIAPN+ no País, a ABGLT coordena uma série de organizações afiliadas por todo o Brasil, muitas das quais oferecem suporte específico para saúde mental. O Observatório Brasileiro LGBTI+ tem por objetivo coletar informações sobre a implementação de políticas públicas e o acesso a direitos da população

LGBTQIAPN+, além de dados sobre a violência contra essa população. Eles buscam pesquisar, debater e lutar pelos direitos LGBTQIAPN+ na segurança pública, na saúde e na educação, entre outros âmbitos.

Essas organizações são apenas alguns exemplos de atuação no apoio à saúde mental, no suporte e na *advocacy* da comunidade LGBTQIAPN+ brasileira, proporcionando espaços seguros, apoio psicológico, atividades educativas e de conscientização, e promovendo a inclusão social e o respeito à diversidade.

LÉSBICAS

Naira Scartezzini Senna
Maria Carolina Pedalino Pinheiro

2

Esta provavelmente teria sido uma consulta bem usual de um médico de família da Unidade Básica de Saúde (UBS) se não fossem pelas complexidades psicológicas envolvidas no caso de Carla.

Caso clínico
VISIBILIDADE NA SAÚDE SEXUAL E MENTAL

IDENTIFICAÇÃO E CENÁRIO DO CASO

Na periferia da cidade de São Paulo, uma jovem de 28 anos se vê diante de um desafio inesperado. Ela busca auxílio na UBS de seu bairro, intrigada com a aparição de algumas "bolinhas" em sua região genital. Confessa que já apareceram faz algumas semanas, mas conta que sua identidade como mulher cis, lésbica e parda já gerou muitas situações constrangedoras em atendimentos de saúde, o que fez com que tardasse a procurar ajuda. Conta que não faz exames ginecológicos de rotina justamente em decorrência dessas péssimas experiências e que nunca colheu nenhum exame preventivo de colpocitologia oncótica, conhecido como Papanicolau. Emocionada, relembra a única vez que foi a um ginecologista e este sugeriu que ela fizesse sexo com um homem antes de se afirmar como lésbica. Isso, por si só, já foi muito impactante, mas explica que tem conhecimento de experiências vividas por duas outras amigas também lésbicas que foram estupradas sob o terrível pretexto misógino, machista e heteronormativo de que o contato sexual com homens demoveria a sua orientação sexual. Carla conta que, na cidade onde nasceu, no interior da Bahia, esse crime conhecido como estupro corretivo é inacreditavelmente comum.

Carla, profissional da área da enfermagem, revela durante a consulta sua angústia de estar enfrentando esses sintomas físicos que despertam medos e ansiedades profundas. Conta que teve uma única parceira sexual na vida, sua esposa Fernanda, com quem já está há mais de 10 anos – "no calendário normal, porque, no calendário lésbico, já são três vidas", brinca.

Carla conta que há 2 meses notou o surgimento de verrugas na vulva, localizadas no introito vaginal e dispersas pelos pequenos lábios. Refere que elas têm aumentado em número e volume desde que as notou. Aumentaram progressivamente também sua ansiedade e o medo do que isso pode ser. Nega coceira, corrimento ou outros desconfortos ginecológicos. Refere que nunca havia notado lesões semelhantes e muito menos ter feito qualquer tentativa de tratamento. Nunca recebeu a vacina contra o papiloma vírus humano (HPV, do inglês *human papiloma virus*), pois acredita que, por ser homossexual e ter uma única parceira, não faria sentido se vacinar.

Não mantém nenhum contato com sua mãe, seu pai ou seus irmãos desde os 15 anos. Emociona-se contando, pois foi expulsa de casa devido à sua orientação sexual e nunca mais os encontrou. Na época, mudou-se da Bahia para São Paulo e passou a viver na casa de uma tia, que, infelizmente, faleceu no ano passado.

As verrugas que surgiram na vulva de Carla representam não apenas um desconforto físico, mas uma avalanche de apreensões que se acumulam desde o aparecimento dos primeiros sintomas. Sua narrativa permeia o medo de traição, a crença de que a relação entre duas mulheres não transmite infecções e, sobretudo, uma sensação de estar suja, "contaminada". Questiona se pode "ter pego em banheiro público".

Carla menciona que há 5 anos soube de um caso extraconjugal de Fernanda e que perdoou na época, porém, emocionada, diz que não tolerará se estiver acontecendo novamente. A desconfiaça sobre sua parceira tem sido fonte de preocupação e conflitos importantes nos últimos dias, relato que evidencia as complexas intersecções entre saúde física, sexual, emocional e relacional.

Entre plantões noturnos em um hospital público e o papel desafiador de cuidadora de idosos, Carla encontra refúgio no cigarro, em uma tentativa de acalmar a tempestade interna que a assola. Fuma, em média, 10 cigarros por dia, mas, desde o aparecimento das lesões, esse número duplicou, passando a 20 cigarros por dia. Nega o consumo de outras drogas e refere consumir álcool apenas esporádica e socialmente, sem configurar abuso ou *binge*.

Por conta de sua rotina de trabalho noturno, sofre de insônia, dormindo apenas 6 horas por dia, e afirma nunca ter tempo para a prática de atividades físicas. Ao exame físico, está com índice de massa corporal (IMC) de 32 kg/m. À inspeção vulvar, apresenta condilomas no introito vaginal e na face medial dos pequenos lábios, hímen roto, sem outras lesões vulvares. Ao exame especular, não apresenta lesões visíveis na vagina ou no colo uterino, e verifica-se secreção vaginal fisiológica coletada em fundo de saco.

MINIEXAME PSÍQUICO

Ao exame psíquico, é possível observar aumento de atenção espontânea, humor ansioso e algo hipotímico, aumento de psicomotricidade e pensamento de curso acelerado, agregado e sem conteúdos delirantes. Tem discurso prevalente quanto ao questionamento de seu diagnóstico e suas implicações, demonstrando sua apreensão e preocupação em relação ao que pode representar para o seu casamento.

Pelo olhar atento do médico de família que a atendeu, é possível observar a intrincada teia de preocupações que envolvem Carla. Seu discurso carregado de ansiedade e questionamentos reflete não apenas um desconforto físico, mas a vulnerabilidade de uma mulher em busca de respostas e de apoio diante de uma situação adversa.

DIAGNÓSTICOS

A paciente em questão apresenta hipótese diagnóstica, do ponto de vista ginecológico, compatível com condilomas acuminados causados por infecção pelo HPV e, do ponto de vista de saúde mental, demonstra uma reação aguda ao estresse e síndrome de dependência de nicotina, além de obesidade grau I dentro do quadro de saúde geral.

CONDUTA

A condução do caso consiste nos seguintes pontos principais: manejar os aspectos psicológicos e tratar as lesões genitais e o quadro infeccioso. Com foco no tratamento ginecológico, devemos inicialmente fazer a coleta de colpocitologia oncótica para rastreio de câncer de colo uterino. Segundo as Diretrizes Brasileiras para Rastreamento do Câncer do Colo do Útero[1] publicadas em 2016 pelo Ministério da Saúde (MS) em parceria com o Instituto Nacional do Câncer (Inca), a recomendação é iniciar a coleta de colpocitologia oncótica em mulheres a partir dos 25 anos de idade, realizando coletas com intervalo anual nos dois primeiros anos de rastreio e progredindo para intervalo trienal se os dois primeiros exames forem negativos. Não existe, nesse documento, nenhuma recomendação especial e individualizada à população lésbica.

Deve-se considerar também, na condução do caso de Carla, realizar a biópsia da lesão identificada na vulva para a confirmação anatomopatológica, além de colposcopia e vulvoscopia, considerando a ampliação da investigação.

O plano de tratamento das lesões é a cauterização com ácido tricloroacético (ATA) como primeira opção, disponível no Sistema Único de Saúde (SUS), em que a paciente buscou atendimento. Outras modalidades de tratamento são possíveis e rotineiramente utilizadas no sistema privado, porém não estão disponíveis na linha de atendimento procurada pela paciente. Além das condutas já mencionadas, sendo o HPV uma infecção sexualmente transmissível (IST), é importante sugerir que a parceira também busque atendimento médico para a realização dos exames necessários.

Já quanto aos aspectos psicológicos envolvidos, faz-se fundamental demonstrar compreensão pela angústia e pela preocupação da paciente, acolhendo suas emoções com empatia em relação aos seus sentimentos, assim como explicando de forma clara e objetiva o que é o HPV, como é transmitido e quais são os possíveis sintomas e complicações. Nesse caso, também é importante informar sobre a possibilidade de infecção mesmo em relações lésbicas e monogâmicas de longo prazo. Ademais, cabe ao profissional reforçar a importância da confiança e da comunicação na relação com a parceira, encorajando o diálogo aberto e honesto para lidar com questões de saúde e de bem-estar.

REFLEXÕES

Mais do que discutir as particularidades clínicas do caso de Carla, é relevante entender que ele evidencia desafios e dificuldades específicas e muito comuns relacionados ao suporte à saúde mental e à saúde sexual da população lésbica. Algumas dessas fragilidades na assistência da população lésbica que poderíamos levantar são:

- **Falta de sensibilidade e competência cultural:** muitos profissionais da saúde não possuem treinamento adequado para lidar com as necessidades específicas da população lésbica, o que pode resultar em falta de sensibilidade e de competência cultural.
- **Estigma e discriminação:** o estigma e a discriminação por orientação sexual ainda são realidades presentes em alguns serviços de saúde, o que pode desencorajar as mulheres lésbicas a buscar ajuda e suporte para questões de saúde mental e de saúde sexual.
- **Dificuldade de acesso a serviços especializados:** muitas vezes, as mulheres lésbicas encontram dificuldades em acessar serviços de saúde mental e sexual que sejam sensíveis às suas necessidades específicas, como apoio psicológico especializado ou informações sobre planejamento reprodutivo.
- **Viés heteronormativo:** o viés heteronormativo presente em muitos ambientes de saúde pode impactar negativamente a forma como as mulheres lésbicas são tratadas e compreendidas, levando a uma falta de reconhecimento das suas realidades e experiências únicas.

- **Barreiras de comunicação e confiança:** a falta de comunicação aberta e de confiança entre profissionais da saúde e mulheres lésbicas pode dificultar o acesso a informações precisas, a orientações adequadas e a cuidados personalizados para questões de saúde mental e de saúde sexual.

Diante dessas dificuldades, é essencial promover a sensibilização e a capacitação dos profissionais da saúde, implementar políticas inclusivas e garantir ambientes de cuidado acolhedores e respeitosos para atender adequadamente às necessidades de saúde mental e de saúde sexual da população lésbica.

SAÚDE SEXUAL

As fragilidades presentes na assistência à saúde da população lésbica refletem diretamente no conhecimento que essas mulheres apresentam sobre os cuidados preventivos necessários no contato sexual. A maior parte delas, independentemente de seu nível socioeconômico, acredita que a prática de sexo apenas entre mulheres as protege de contrair ISTs e que, por isso, medidas preventivas de proteção não se fazem necessárias.[2]

Em relação aos profissionais da saúde, em geral sua formação acadêmica é embasada em princípios heteronormativos que priorizam a heterossexualidade como natural e coerente, dificultando o acolhimento dessa população, invisibilizando-a. Além disso, não ampliam ou treinam a forma de abordagem desses profissionais para abordar temas de saúde sexual nas consultas de mulheres lésbicas. Ao não ser questionado o tema da atividade sexual durante a anamnese, seja por constrangimento ou desconhecimento do profissional, não são criadas oportunidades para a difusão de informações educativas de cunho preventivo para essa população.[3]

O HPV é a IST mais prevalente entre mulheres que fazem sexo com outras mulheres (MSM), e é importante disseminar a informação de que sua transmissão não está vinculada à penetração no ato sexual, apenas o contato da pele/mucosa pode fazer com que a paciente contraia o vírus.[2] Segundo a Organização Mundial da Saúde (OMS) e o Centro de Controle e Prevenção de Doenças (do inglês, Centers for Disease Control),[4] sendo o HPV um vírus transmitido majoritariamente pelo contato da pele, da mucosa ou de objetos utilizados durante o ato sexual, sua forma de contágio faz com que seu diagnóstico seja muito prevalente em toda a população sexualmente ativa, independentemente da orientação sexual.

A defesa imunológica individual contra a infecção pelo vírus é impactada e reduzida pelos comportamentos de vida não saudáveis, tais como sedentarismo, obesidade, privação de sono e tabagismo. Portanto, os comportamentos descritos por Carla no seu atendimento mostram uma maior suscetibilidade à infecção pelo HPV. Além de nossa defesa imunológica individual, podemos construir anticorpos direcionados contra alguns subtipos de HPV recebendo as doses recomendadas da vacina contra o vírus.

Pela falta de conhecimento a respeito dos riscos de contaminação pelo HPV, algumas mulheres lésbicas não buscam a vacina contra o vírus, entendendo não ser necessária e se vulnerabilizando para a infecção. A prevenção contra o HPV entre lésbicas se dá principalmente pela vacinação, já que não existe nenhum produto, dispositivo ou técnica que seja eficaz para evitar o contato de pele/mucosa presente na prática sexual de MSM.

Existem dois tipos de vacina contra o HPV atualmente disponíveis no mercado brasileiro, e ambos apresentam pouquíssimos efeitos colaterais decorrentes da aplicação, diferindo entre si na abrangência de proteção contra o vírus, e uma delas está disponível no SUS, como pode ser conferido na Tabela 2.1.

A campanha para estimular a vacinação entre mulheres é fundamental, uma vez que o vírus HPV é o único causador do câncer de colo uterino, o terceiro tipo de câncer mais incidente em mulheres no Brasil segundo relatório do Inca de 2023.[7] Outro ponto a discutirmos no caso de Carla é a experiência negati-

TABELA 2.1

ASPECTOS GERAIS SOBRE AS VACINAS CONTRA HPV DISPONÍVEIS NO MERCADO BRASILEIRO

	Vacina Quadrivalente Gardasil®	Vacina Nonavalente Gardasil 9®
Suptipos de HPV de alto risco presentes na vacina	16 e 18	16, 18, 31, 33, 45, 52 e 58
Subtipos de HPV de baixo risco presentes na vacina	6 e 11	6 e 11
Recomendação	Homens e mulheres de 9 a 45 anos de idade	Homens e mulheres de 9 a 45 anos de idade
Contraindicação	Gestantes	Gestantes
Posologia segundo o fabricante	0 – 2 – 6 meses após os 15 anos de idade (3 doses)	0 – 2 – 6 meses após os 15 anos de idade (3 doses)
	0 – 6 meses até os 15 anos incompletos (2 doses)	0 – 6 meses até os 15 anos incompletos (2 doses)
Redes disponíveis	SUS e rede privada	Rede privada

Fonte: Gardasil®;[5] Gardasil 9®.[6]

va que ela relata ter tido em atendimento ginecológico prévio, o que fez com que não buscasse um acompanhamento de rotina, seja pelo trauma, seja pelo constrangimento. Os relatos de constrangimentos da população lésbica em consultas ginecológicas são extensos e retratados em levantamentos científicos, o que mostra a necessidade de enfatizarmos o treinamento dos profissionais da saúde para o atendimento a essa população, já que, ao não buscar atendimento rotineiro, essas mulheres, além de não receberem informações adequadas, não têm acesso a ações preventivas que podem mudar sua saúde.[1]

Ainda como parte desse treinamento, não podemos deixar de citar a importância da difusão de informação sobre a necessidade de coleta da colpocitologia oncótica entre lésbicas. Não existe nenhuma recomendação nacional que isente essa população da coleta rotineira desse exame fundamental na prevenção e no diagnóstico precoce do câncer de colo uterino, cabendo aos profissionais da saúde esse conhecimento e sua disseminação entre suas pacientes.

SAÚDE MENTAL

É sabido que mulheres lésbicas apresentam maiores taxas de sofrimento psíquico quando comparadas a mulheres heterossexuais.[8] Quando pensamos nos quadros psiquiátricos, temos que mulheres cis lésbicas apresentam maior frequência de depressão, uso de álcool e de outras drogas se comparadas a mulheres heterossexuais,[9] assim como tendem a apresentar maior coocorrência de dois ou mais transtornos psiquiátricos.[10]

É fundamental entender que não é a orientação sexual em si que causa problemas de saúde mental, mas sim os determinantes sociais e estruturais que contribuem para esses sofrimentos psíquicos. Os números parecem ser justificados pelas condições psicossociais adversas vividas por essas mulheres, tais como as violências e a lesbofobia.[11]

Ainda nesse aspecto, é importante ressaltar que a teoria do estresse minoritário continua a ser uma ferramenta interessante para examinar os impactos singulares que os estressores exercem sobre o bem-estar emocional das mulheres lésbicas. Essa abordagem ressalta os desafios sociais específicos enfrentados por indivíduos com orientações não heteronormativas, como a discriminação e a vitimização, devido à sua posição como minoria. Esses fatores estressantes desencadeiam conflitos internos que podem prejudicar a saúde, abrangendo experiências como a lesbofobia, a expectativa de rejeição e a necessidade de ocultar sua identidade sexual.[12,13]

A tentativa de suprimir a identidade, a internalização de preconceitos e o isolamento resultante podem acarretar consequências danosas para a saúde mental.[12,14] Além disso, especificamente quando pensamos na saúde mental de mulheres lésbicas, também é preciso entender o papel que a fragilidade de rede de apoio e a violência, seja física ou psicológica, podem exercer como fatores de risco e de sofrimento.

RECOMENDAÇÕES E CONSIDERAÇÕES FINAIS

Encerramos reforçando a importância de cuidar da saúde das mulheres lésbicas, criando ambientes seguros e sem preconceitos para que se sintam acolhidas e respeitadas. É essencial implementar treinamentos para profissionais da saúde, garantindo um atendimento sem viés heteronormativo e promovendo a conscientização sobre a colpocitologia oncótica e a vacinação contra o HPV para esse público.

O entendimento das necessidades de saúde mental das minorias sexuais e as causas das disparidades nesse campo estão em constante crescimento e têm implicações políticas significativas.[12] Apesar dos avanços na abordagem das questões LGBTQIAPN+ na pesquisa científica, é importante notar a falta de pesquisas específicas sobre mulheres lésbicas. Isso nos leva a refletir se as conceituações adotadas e as questões problematizadas, como, por exemplo, a crítica à homofobia, são capazes de também abordar a misoginia e a lesbofobia presentes nos contextos trabalhados.

Mensagens para levar para casa

São necessários o treinamento e a capacitação sem viés heteronormativo dos profissionais da saúde para acolher empaticamente a população lésbica na assistência e não negligenciar a abordagem do tema de saúde sexual em seus atendimentos.

A disseminação de informação sobre os cuidados preventivos de saúde sexual para lésbicas é importante e deve ser colocada de forma prática e com fácil entendimento direto à população.

É imperativo promover a vacinação contra o HPV entre as mulheres lésbicas.

A colpocitologia oncótica também deve ser um exame rotineiro na população lésbica.

> A estigmatização, a discriminação e a violência enfrentadas pelas lésbicas ao longo de suas vidas, devido ao seu *status* de minoria sexual e de gênero, impactam negativamente sua saúde mental.

REFERÊNCIAS

1. Brasil. Ministério da Saúde. Diretrizes brasileiros para o rastreamento do colo do útero. Brasília: MS; 2016.

2. Ribeiro BA, Barbosa GC, Cunha KC, Silva ML. Análise da ocorrência de infecções sexualmente transmissíveis em mulheres que fazem sexo com outras mulheres: revisão sistemática. Rev Saude Publ Paraná. 2024;7(1):1-6.

3. Bertolin DC, Ribeiro RCHM, Cesarino CB, Silva DC, Prado DO, Socorro E. Conhecimento de mulheres que fazem sexo com mulheres sobre o Papiloma Vírus Humano. Cogitare. 2010;15(4):730-5.

4. Organização Pan-americana da Saúde; Organização Mundial da Saúde. HPV e câncer do colo do útero [Internet]. Geneva: OPAS/WHO; 2024 [capturado em 12 jun 2024]. Disponível em: https://www.paho.org/pt/topicos/hpv-e-cancer-do-colo-do-utero#:~:text=O%20papilomav%C3%ADrus%20humano%20(HPV)%20%C3%A9,o%20in%C3%ADcio%20da%20atividade%20sexual.

5. Gardasil®. [Bula de medicamento [Internet]. Ministério da Saúde. Bulário eletrônico [Internet]. São Paulo: Merck Sharp & Dohme Farmacêutica; 2023 [capturado em 10 jun 2024]. Disponível em: https://saude.msd.com.br/wp-content/uploads/sites/91/2023/01/gardasil_bula_pac.pdf.

6. Gardasil®9. [Bula de medicamento [Internet]. Ministério da Saúde. Bulário eletrônico [Internet]. São Paulo: Merck Sharp & Dohme Farmacêutica; 2022 [capturado em 10 jun 2024]. Disponível em: https://saude.msd.com.br/wp-content/uploads/sites/91/2022/12/G9-bula-paciente.pdf.

7. Instituto Nacional do Câncer. Dados e números sobre câncer do colo do útero: relatório anual 2023 [Internet]. Rio de Janeiro: INCA; 2023 [capturado em 12 jun 2024]. Disponível em: https://www.inca.gov.br/sites/ufu.sti.inca.local/files//media/document//dados_e_numeros_colo_22marco2023.pdf.

8. Pachankis JE, McConocha EM, Clark KA, Wang K, Behari K, Fetzner BK, et al. A transdiagnostic minority stress intervention for gender diverse sexual minority women's depression, anxiety, and unhealthy alcohol use: a randomized controlled trial. J Consult Clin Psychol. 2020;88(7):613-30.

9. Chaudhry AB, Reisner SL. Disparities by sexual orientation persist for major depressive episode and substance abuse or dependence: findings from a national probability study of adults in the United States. LGBT Health. 2019;6(5):261-6.

10. Cochran SD, Sullivan JG, Mays VM. Prevalence of mental disorders, psychological distress, and mental health services use among lesbian, gay, and bisexual adults in the United States. J Consult Clin Psychol. 2003;71(1):53-61.

11. Dunn TL, Gonzalez CA, Costa AB, Nardi HC, Iantaffi A. Does the minority stress model generalize to a non-us sample? An examination of minority stress and resilience on depressive symptomatology among sexual minority men in two urban areas of Brazil. Psychol Sex Orientat Gend Divers. 2014;1(2):117-31.

12. Mongelli F, Perrone D, Balducci J, Sacchetti A, Ferrari S, Mattei G, et al. Estresse de minorias e saúde mental entre populações LGBT: uma atualização sobre as evidências. Minerva Psichiatr. 2019;60(1):27-50.

13. Fredriksen-Goldsen KI, Simoni JM, Kim HJ, Walters KL, Yang J, Hoy-Ellis CP, et al. O modelo de promoção da equidade em saúde: reconceitualização de lésbicas, gays, bissexuais e disparidades de saúde de transgêneros (LGBT). Am J Orthopsychiatric Assoc. 2014;84(6):653-63.

14. Heck NC. O potencial para promover a resiliência: pilotando um programa de promoção de saúde mental baseado em GSA, informado sobre o estresse de minorias, para jovens LGBTQ. Psicol Orient Sexual Divers Gen. 2015;2(3):225-31.

3

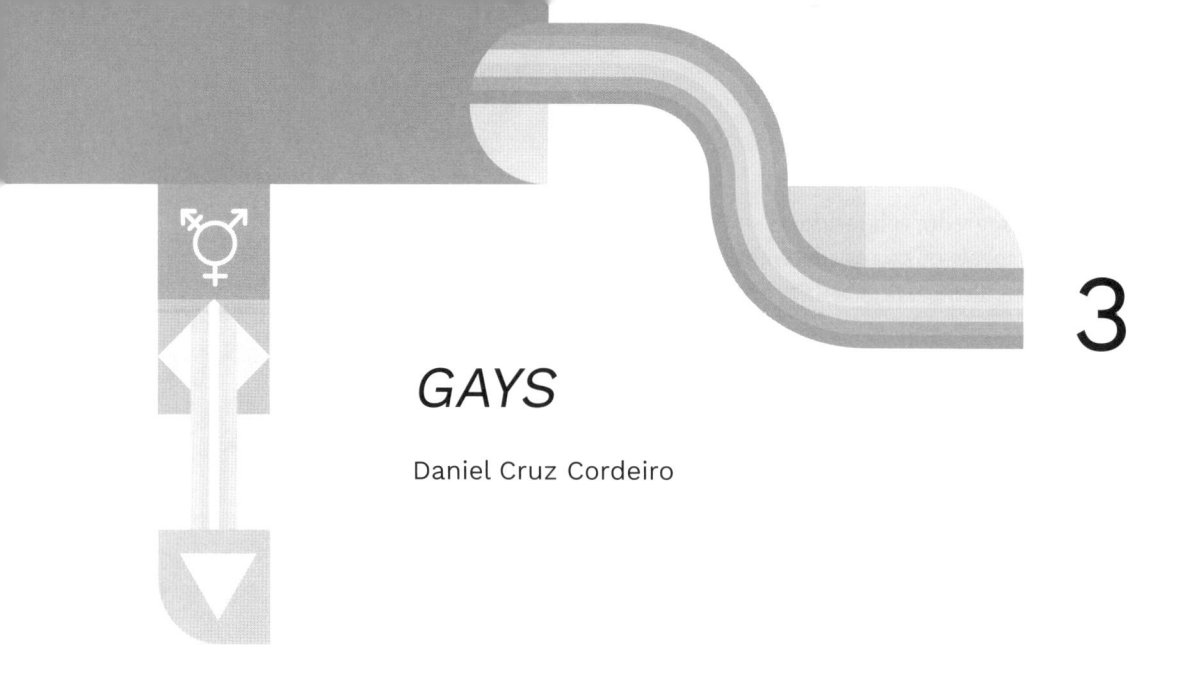

GAYS

Daniel Cruz Cordeiro

Este capítulo apresenta quatro casos clínicos, com suas respectivas reflexões e sugestões de propostas terapêuticas, contemplando as diversas situações que comumente podem estar presentes no ciclo de vida de homens *gays*.

Caso clínico 1
"DEUS TÁ ME CASTIGANDO?"

IDENTIFICAÇÃO

Josué, 16 anos, é um homem cis de classe média e pardo. É estudante do 2º ano do ensino médio e mora em uma grande metrópole do Brasil com os pais e 1 irmão, 7 anos mais velho.

QUEIXA PRINCIPAL

A mãe refere que "ele não tem conseguido estudar".

CENÁRIO DO CASO

Josué é levado ao psicólogo devido à queda no aproveitamento escolar. Com um currículo impecável, suas notas despencaram drasticamente desde o início do ano. Os pais suspeitam de *bullying*, mas ele se recusa a falar sobre o assunto em casa, sempre se desvencilhando. Quando fica a sós com o terapeuta, Josué revela que, logo no início do ano, contou para uma amiga do colégio que se sentia atraído por um aluno de sua classe. Essa amiga teria quebrado esse segredo, relatando os sentimentos de Josué para todos os colegas. Depois disso, ele passou a ser constantemente excluído, xingado e ameaçado fisicamente. Em certa ocasião, após a aula de educação física, foi trancado no banheiro por esses colegas. Já teve seu material escolar depredado e constantemente é alvo de piadas homofóbicas.

Desde então, perdeu a vontade de ir para a escola, não tem conseguido se concentrar na aula e nem nos estudos. Chora com frequência, além de ter perdido o apetite e a vontade de fazer coisas que antes eram prazerosas, mesmo em situações fora da escola. Pensou em pedir aos pais para trocar de escola, mas isso poderia resultar em uma investigação deles sobre os possíveis motivos de Josué estar sendo alvo de *bullying*, e, dessa forma, ficariam sabendo sobre sua homossexualidade. Josué tem sentido tanta tristeza que já pensou que seria melhor se ele não existisse. Pensou em morrer e muitas vezes, nas orações noturnas, pediu a Deus que acabasse logo com esse sofrimento.

Quando questionado sobre a vontade de morrer ou planejamentos sobre suicídio, revelou que não os fez por temor a Deus, mas que, se seus pais descobrissem sobre sua situação no colégio, sentiria tanta vergonha que preferiria tirar a própria vida. Sentir-se atraído por uma pessoa do mesmo sexo tem lhe gerado sentimento de culpa e tristeza. Diz que tanto na igreja que frequenta com a família quanto em casa, a homossexualidade é vista de forma muito negativa. Sente-se confuso porque, ao mesmo tempo que acredita que isso é um pecado e que tem que rezar para sair dessa situação, acredita que "Deus não poderia ter errado ao me fazer assim". E questiona se tudo o que vem passando não seria um "castigo divino por ser como é".

Em um segundo momento da avaliação, os pais de Josué são chamados para auxiliar na coleta de dados. Contam que o filho é fruto de uma gravidez desejada e sempre foi um menino comportado e educado, sem problemas no desenvolvimento ou no aprendizado. Mas que, desde a adolescência, começaram a sentir preocupação com alguns comportamentos que eles consideram "meio estranhos", como o fato de ele ter 16 anos e não ter uma namorada ou mesmo o desinteresse dele por assuntos "de homem". Por fim, os pais falam sobre a desconfiança acerca da sexualidade do filho e expressam o desejo por uma "cura *gay*" por meio de frases como "o senhor tem alguma forma de deixar o Josué mais normal?" e "a sua terapia é capaz de curar o meu filho desse problema?". Questionam se erraram na criação desse filho, já que o filho mais velho do casal "escolheu o caminho certo" e está noivo de uma moça da igreja. Josué, durante esse momento, mostra-se bastante desconfortável, evitando olhar para os pais ou para o terapeuta, preferindo ficar verificando o celular.

EXAME DO ESTADO MENTAL

Josué apresenta-se consciente, orientado, adequadamente trajado, com um aspecto desanimado, o humor deprimido e o afeto sendo expresso de acordo com esse humor, sem alteração de sensopercepção, no momento sem ideação suicida e com preservação da crítica.

HIPÓTESES DIAGNÓSTICAS

Transtorno depressivo maior e sofrimento, desencadeado pelo *bullying*.

PLANO DE TRATAMENTO

PSICOTERAPIA

- **Respeito à autonomia do adolescente:** embora Josué seja menor de 18 anos e dependente da vontade dos pais para buscar tratamento, é importante reconhecer e respeitar sua autonomia dentro dos limites legais. Isso significa criar um espaço seguro no qual o adolescente possa expressar seus sentimentos, sua identidade e suas preocupações livremente, sem medo de julgamento.
- **Diálogo com os pais:** o terapeuta pode buscar envolver os pais no processo terapêutico sempre que possível, explicando os benefícios da terapia afirmativa e como ela pode ajudar o adolescente a lidar com o *bullying* e a desenvolver uma identidade saudável. No entanto, se os pais não estiverem dispostos a participar ou a aceitar a orientação sexual do filho, o terapeuta deve respeitar os limites éticos e legais da confidencialidade do paciente.
- **Suporte emocional:** o terapeuta pode ajudar o adolescente a desenvolver estratégias para lidar com o *bullying* na escola, fortalecendo sua autoestima, desenvolvendo habilidades de enfrentamento e oferecendo um espaço seguro para processar suas emoções.
- **Exploração da identidade:** a terapia afirmativa pode ajudar o adolescente a explorar e entender sua identidade sexual, fornecendo informações precisas e apoio emocional para que ele possa se aceitar e se orgulhar de quem é.
- **Recursos externos:** o terapeuta pode fornecer informações sobre grupos de apoio LGBTQIAPN+, organizações de defesa dos direitos LGBTQIAPN+ e recursos *on-line* nos quais o adolescente possa encontrar suporte adicional e se conectar com pessoas que passam por experiências semelhantes.

AVALIAÇÃO PSIQUIÁTRICA E MEDICAMENTOSA

Antidepressivos, em conjunto com a psicoterapia, podem tornar o tratamento mais seguro e breve para esse adolescente. Além disso, a avaliação psiquiátrica teria o intuito de medir o risco de suicídio e de pensar em intervenções caso a gravidade do caso coloque esse paciente em risco de morte. É importante lembrar que o *bullying* pode funcionar como fonte constante de estresse, e um diagnóstico diferencial para o quadro de depressão poderia ser o de transtorno de adaptação, o que apontaria para a necessidade de mudanças relacionadas ao meio social (familiar, escolar) importantes para o prognóstico do tratamento. Sintomas de depressão podem persistir em situações que gerem constante sofrimento emocional.

INTERVENÇÃO ESCOLAR

A escola deve estar envolvida no processo de apoio ao adolescente, implementando medidas para prevenir o *bullying*, educar os alunos sobre a diversidade e a inclusão e oferecer suporte acadêmico, se necessário.

REFLEXÕES

SOBRE A "TERAPIA DE CONVERSÃO"

A "saída do armário" de Josué confronta pressões familiares e a culpa religiosa associada à homossexualidade. Os maus-tratos na escola exacerbam os sintomas depressivos, aumentando o risco de suicídio. A negação da identidade sexual pela família e a pressão por uma "cura *gay*" criam um ambiente hostil e invalidante – lembrando que o Conselho Federal de Psicologia proíbe as terapias de reversão sexual, reconhecendo que a orientação sexual não é uma condição patológica e que tentativas de "curar" a homossexualidade são prejudiciais e antiéticas.

SOBRE A ABORDAGEM DA HOMOSSEXUALIDADE COM PESSOAS RELIGIOSAS

Abordar a homossexualidade pode ser um desafio delicado, já que muitas religiões têm diferentes interpretações e ensinamentos sobre o assunto. Aqui estão algumas sugestões para abordar esse tema de maneira respeitosa e construtiva:

- **Adote uma abordagem empática:** reconheça que a pessoa pode ter crenças religiosas profundamente arraigadas que influenciam sua visão sobre a homossexualidade. Mostre empatia e compreensão ao discutir o assunto.
- **Conheça as crenças da pessoa:** antes de iniciar a conversa, tente entender as crenças específicas da pessoa sobre a homossexualidade. Isso pode ajudar você a adaptar sua abordagem e evitar mal-entendidos.
- **Use uma linguagem respeitosa:** evite linguagem provocativa ou ofensiva ao discutir a homossexualidade. Use termos neutros e respeitosos para evitar alienar a outra pessoa.

- **Encontre pontos em comum:** procure por valores compartilhados, como amor, compaixão e respeito pela dignidade humana. Destaque como esses valores podem ser aplicados à questão da homossexualidade.
- **Compartilhe experiências pessoais:** se apropriado, compartilhe suas próprias experiências ou as experiências de outras pessoas LGBTQIAPN+ que você conhece. Isso pode ajudar a humanizar o assunto e mostrar que a homossexualidade não é apenas uma questão abstrata, mas que afeta pessoas reais.
- **Apresente perspectivas diversificadas:** mostre que há uma diversidade de opiniões dentro das comunidades religiosas sobre a homossexualidade. Isso pode ajudar a pessoa a entender que não há uma única resposta "certa" ou "errada" sobre o assunto.
- **Destaque o amor e a aceitação:** enfatize a importância do amor incondicional e da aceitação, independentemente da orientação sexual. Argumente que o amor e o apoio familiar e comunitário são essenciais para o bem-estar de todas as pessoas, incluindo aquelas que são LGBTQIAPN+.
- **Esteja disposto a conciliar:** nem sempre será possível chegar a um consenso completo em uma única conversa. Esteja aberto a concordar em discordar e a continuar a conversa em outro momento, se necessário.
- **Respeite os limites da pessoa:** se a pessoa não estiver disposta a discutir o assunto ou se sentir desconfortável, respeite seus limites. Pressioná-la pode resultar em ressentimento ou hostilidade.
- **Encoraje a reflexão:** convide a pessoa a refletir sobre suas próprias crenças e a considerar como elas podem evoluir ao longo do tempo. Encoraje-a a buscar conhecimento e a ouvir diferentes perspectivas sobre o assunto.

Lembre-se de que mudar as crenças profundamente enraizadas de alguém pode demandar tempo e paciência. O objetivo não é necessariamente fazer com que a pessoa concorde com você, mas promover o entendimento mútuo e o respeito mútuo, mesmo diante de discordâncias.

SOBRE A ABORDAGEM COM A ESCOLA

Abordar o *bullying* homofóbico nas escolas é fundamental para criar um ambiente seguro e inclusivo para todos os alunos. Aqui estão algumas sugestões sobre como lidar com essa questão:

- **Promova educação e sensibilização:** invista na educação sobre a diversidade sexual e de gênero na escola. Realize palestras, *workshops* ou atividades que ajudem os alunos a entender e respeitar as diferentes orientações sexuais e as identidades de gênero.
- **Desenvolva políticas antibullying:** estabeleça políticas claras contra o *bullying* e a discriminação, incluindo especificamente o *bullying* ho-

mossexual. Certifique-se de que todos os membros da comunidade escolar estejam cientes dessas políticas e das consequências para quem as violar.
- **Realize intervenções rápidas:** esteja atento a qualquer comportamento de *bullying* homossexual e intervenha imediatamente. Converse tanto com as vítimas quanto com os agressores para entender a situação e oferecer suporte apropriado.
- **Promova a empatia:** incentive a empatia entre os alunos. Realize atividades que ajudem os estudantes a se colocarem no lugar do outro e a entenderem o impacto de suas palavras e ações.
- **Crie espaços seguros:** estabeleça espaços seguros na escola onde os alunos LGBTQIAPN+ se sintam confortáveis e apoiados. Isso pode incluir grupos de apoio, clubes ou alianças de estudantes LGBTQIAPN+.
- **Ofereça treinamento para os funcionários:** forneça treinamento regular para os funcionários sobre como identificar, prevenir e responder ao *bullying* homossexual. Eles precisam estar preparados para apoiar os alunos e lidar com essas situações de maneira eficaz.
- **Incentive a denúncia/promova uma cultura de *speak up* dentro da escola:** garanta que os alunos saibam como e para quem denunciar casos de *bullying* homofóbico de forma segura e confidencial. Promova uma cultura de denúncia na escola.
- **Envolva os pais:** comunique-se regularmente com os pais sobre as políticas e iniciativas da escola relacionadas à segurança e à inclusão dos alunos LGBTQIAPN+. Convide-os a participar de eventos educacionais sobre diversidade sexual e de gênero.
- **Celebre a diversidade:** organize eventos e atividades que celebrem a diversidade sexual e de gênero, como semanas de conscientização LGBTQIAPN+, dia do orgulho *gay*, etc. Isso ajuda a criar um ambiente mais inclusivo e acolhedor para todos os alunos.
- **Garanta apoio profissional:** ofereça suporte profissional para alunos que foram vítimas de *bullying* homossexual, incluindo acesso a conselheiros escolares, psicólogos ou grupos de apoio externos, conforme necessário.

Lembre-se de que combater o *bullying* homofóbico requer um esforço contínuo e colaborativo de toda a comunidade escolar, incluindo os alunos, os funcionários, os pais e a administração. Em suma, o tratamento de um jovem nessa situação requer uma abordagem holística que reconheça e valide sua identidade sexual, desafie a homofobia internalizada e promova o apoio emocional tanto na família quanto na escola. É essencial que os profissionais da saúde mental ajam de acordo com os princípios éticos e os direitos humanos, defendendo a dignidade e o bem-estar de adolescente.

Caso clínico 2
"ERREI NA DOSE, SEREI MAIS CUIDADOSO."

IDENTIFICAÇÃO

Jorge, 28 anos, é homem cis e pardo. É médico, nascido do Nordeste do Brasil e atualmente morando com amigos em uma grande metrópole do Sudeste do País.

CENÁRIO DO CASO

Jorge foi levado ao serviço de emergência após apresentar comportamento agressivo dentro de uma sauna *gay*. Ameaçou frequentadores com uma faca que pegou na lanchonete do local. Acionados a polícia e o serviço de atendimento móvel de urgência (SAMU), Jorge foi imobilizado e contido em uma maca para ser transportado para o pronto-socorro. Os profissionais do SAMU contam ao médico plantonista que o paciente parecia muito assustado e dizia que a Polícia Federal tinha colocado escutas na sauna para descobrir seus segredos.

Além disso, Jorge encontrava-se hipertenso e com aumento das frequências respiratória e cardíaca. No pronto-socorro, devido aos riscos decorrentes da agressividade, foi medicado com antipsicótico e mantido contido. No dia seguinte, todos os sintomas referidos haviam desaparecido. Mostrando-se envergonhado pela situação ao ter conhecimento de como chegara ali, Jorge relata que tem usado cetamina há cerca de 1 ano de forma recreacional, tendo inicialmente experimentado e mantido esse consumo durante o ato sexual. Jorge costuma ir a saunas, porém reconhece que, nos últimos meses, tem feito isso com mais frequência, aumentando o tempo de permanência, a quantidade de cetamina utilizada e o número de parceiros. Refere ainda que nem sempre a cetamina é usada durante o ato sexual, tendo utilizado por diversas vezes sozinho em casa. Percebe prejuízos como faltar ao trabalho ou se atrasar e um gasto gradativamente maior de dinheiro para obter a substância. Recebe alta do pronto-socorro com prescrição de antipsicótico e encaminhamento para avaliação psiquiátrica.

AVALIAÇÃO PSIQUIÁTRICA

Jorge só aceitou ver um psiquiatra por insistência de seus amigos, que o acompanham até o consultório. Durante a consulta, mostra-se resistente à abordagem, usando muitas vezes questionamentos sobre como a psiquiatria gosta de "dar drogas" e "vicia mais do que as drogas ilícitas". Concorda em contar um pouco sobre si. Fala do consumo de substâncias, das quais "nunca foi dependente". Afirma já ter experimentado "quase todas" – álcool, maconha, cocaína, *ecstasy*, *poppers*, LDS e MD – e que atualmente a cetamina é sua droga de preferência, por lhe trazer uma sensação de paz quando a usa só e, no sexo, uma percepção de prazer ampliado.

Sobre o evento na sauna, disse não se lembrar de muita coisa, apenas que já estava no local há umas 24 horas. Havia alugado uma cabine para ter mais privacidade para fazer sexo quando encontrava alguém interessante. Fez sexo com alguns homens, mas, passadas algumas horas, preferiu utilizar sozinho a cetamina e assistir a vídeos pornôs. Não tem muitas lembranças do que ocorreu depois disso, apenas *flashes*. Parou de tomar o antipsicótico prescrito no pronto-socorro. Desde então já tinha utilizado cetamina duas vezes e, em ambas, teve algumas sensações estranhas que geraram um certo temor, "como se algo ruim fosse acontecer comigo".

Contou ser portador do vírus da imunodeficiência humana (HIV) e do impacto que isso teve em sua vida – "me descuidei, mas agora já está tudo bem, às vezes eu acho até bom, agora não vivo mais com medo de contrair o vírus". Revelou uma preocupação excessiva com a aparência física e o desejo de aumentar a massa muscular, que lhe faz frequentar religiosamente a academia de musculação e utilizar anabolizantes. Mesmo com pessoas próximas falando que ele tem uma aparência forte, às vezes até "exagerada", Jorge não concorda com isso e tem dificuldade em perceber-se dessa forma. Justificou o uso de esteroides como uma maneira de manter uma aparência mais masculina – "você não sabe como o meio médico pode ser preconceituoso com os *gays*".

Como médico, acreditava que não precisava de acompanhamento profissional para um correto manejo de anabolizantes. Também justificou a manutenção desses hormônios com base no fato de que "todos os meus amigos *gays* utilizam e, pra gente estar bem, precisamos fazer alguns sacrifícios". Questionado se percebera que, tanto para a hepatite medicamentosa causada pelo excesso de anabolizantes quanto para o surto psicótico da sauna pelo consumo da cetamina, ele tinha dado respostas semelhantes, como "errei na dose, mas agora serei mais cuidadoso", Jorge diz que já há algum tempo ele tem sido meio exagerado em tudo o que faz.

Conta que não tem muito tempo para prazeres e *hobbies*, já que seu dia é muito corrido e que, quando não está trabalhando, está na academia. Menciona que até por isso precisa de algo para ajudá-lo a relaxar – "às vezes sexo, às vezes cetamina... melhor os dois juntos". Jorge fala, por fim, que tem se sentido meio vazio, como se a vida não tivesse um propósito, restando a ele viver um dia de cada vez, sem muito planejamento.

HISTÓRIA PREGRESSA

Jorge conta que sua "saída do armário" foi tranquila, sem grandes problemas, mas apenas porque na ocasião, aos 20 e poucos anos, ele "já era bem forte". Diz isso porque, na infância, falavam que ele era "mais frágil do que uma menina". "Que eu era a bichinha da rua." "Depois que comecei a malhar, esses comentários sumiram, virei homem de verdade, me senti bonito e ninguém mais faz gracinhas." Nunca teve um relacionamento duradouro, apenas "uns ficantes".

Há 2 anos, Jorge descobriu ser portador do HIV, e, na ocasião, iniciou tratamento com antirretrovirais. Apresentou boa adesão ao tratamento e, em alguns meses, se encontrava com carga viral indetectável. Aos poucos, começou a não ir às consultas com a infectologista que o acompanhava e passou a ter lapsos no uso dos medicamentos. "Tá tudo tão corrido, às vezes faço plantões de 24, 36 horas, quando lembro, estou há 2 semanas sem tomar os medicamentos."

No ano passado, foi admitido no hospital devido a um quadro de hepatite medicamentosa. Após investigação, foi determinado que a hepatite estava associada ao consumo de anabolizantes. Os sintomas incluíam icterícia, fadiga, náuseas e dor abdominal. Após o período de internação, Jorge se recuperou, porém, cerca de 4 meses depois, voltou a utilizar anabolizantes sem acompanhamento médico, o que causou preocupação nos amigos que dividem o apartamento com ele. Minimiza o ocorrido como um erro na dosagem, afirmando que agora seria mais cuidadoso.

EXAME DO ESTADO MENTAL

Jorge apresentou-se à consulta consciente, orientado, adequadamente trajado, com aparência atlética, trajando roupas esportivas, humor algo disfórico, afeto congruente. No contato com o profissional, por vezes percebe-se alguma arrogância. No momento, sem alteração de sensopercepção, sem ideação suicida.

HIPÓTESES DIAGNÓSTICAS

Transtorno de dependência de cetamina com quadro psicótico agudo recente e vigorexia.

PLANO DE TRATAMENTO

AVALIAÇÃO MÉDICA E PSIQUIÁTRICA

Deve-se garantir que o tratamento para HIV e os cuidados a respeito de se evitar uma nova hepatite medicamentosa sejam otimizados e seguidos conforme prescrito por um médico especializado em doenças infecciosas, bem como discutir a importância da adesão regular aos antirretrovirais para suprimir a carga viral do HIV.

AVALIAÇÃO PSIQUIÁTRICA

É preciso realizar uma avaliação psiquiátrica para fazer o diagnóstico e o tratamento dos quadros de abuso de anabolizantes e de dependência de cetamina, bem como uma avaliação de possíveis comorbidades psiquiátricas que podem estar presentes.

DESINTOXICAÇÃO E TRATAMENTO DE DEPENDÊNCIA

É crucial fornecer informações educativas (psicoeducação) sobre os riscos à saúde associados ao uso de anabolizantes, incluindo os efeitos colaterais físicos e psicológicos. Isso pode ajudar o indivíduo a tomar decisões mais conscientes. Mesmo Jorge sendo médico, é perceptível a redução de crítica sobre o uso desses hormônios, como, por exemplo, a respeito da hepatite medicamentosa ocasionada por seu uso intenso.

É preciso realizar uma desintoxicação supervisionada, pois cessar o uso de cetamina e esteroides anabolizantes pode ser de suma importância para reduzir os riscos de realização de diagnósticos psiquiátricos na vigência do uso dessas substâncias, que podem confundir o avaliador.

Deve-se atentar para a necessidade de internação psiquiátrica caso evolua com risco iminente para a segurança do paciente (ou outros) ou se ele precisar de um ambiente estruturado para a estabilização médica e psiquiátrica, fazendo o caminhamento para um programa ambulatorial de tratamento de dependência química para apoio contínuo.

TERAPIA INDIVIDUAL

A terapia individual com um psicólogo ou psiquiatra especializado em questões LGBTQIAPN+ e saúde mental masculina pode ajudar a explorar as causas subjacentes da vigorexia e avaliar a possível existência de efeminofobia, bem como a desenvolver estratégias para lidar com esses problemas. Com relação à exploração da identidade de gênero, um terapeuta sensível às questões de identidade de gênero pode ajudar o indivíduo a explorar sua identidade e expressão de gênero de uma maneira que seja autêntica e livre de pressões externas, inclusive para facilitar uma promoção da aceitação corporal. A terapia focada na aceitação corporal e na promoção de uma imagem corporal positiva pode ajudar o indivíduo a desenvolver uma relação mais saudável e compassiva com seu corpo, independentemente de padrões de gênero ou de beleza socialmente impostos.

SUPORTE GRUPAL

Participar de grupos de apoio ou de terapia em grupo específicos para homens *gays* que enfrentam questões de imagem corporal e identidade de gênero pode viabilizar um espaço seguro para compartilhar experiências e obter apoio de pessoas que entendem as lutas únicas enfrentadas pela comunidade LGBTQIAPN+. Aumentando a possibilidade de suporte social, o encaminhamento para grupos de apoio pode ser essencial para a aderência a um modelo de vida mais saudável e com menos riscos:

- Grupos de apoio, como os Narcóticos Anônimos, voltados para a comunidade LGBTQIAPN+ para apoio mútuo e compartilhamento de experiências.
- Conexão do paciente com recursos comunitários adicionais, como grupos de apoio para pessoas vivendo com HIV.

Em ambos os casos, um desafio seria a adesão a grupos sem que o paciente, da área da saúde, se sinta especialmente exposto. É importante ressaltar que esse plano de tratamento deve ser adaptado às necessidades individuais do paciente e pode exigir a colaboração entre médicos especialistas, psiquiatras, terapeutas e outros profissionais da saúde. Além disso, o apoio da família e de amigos do paciente também pode ser crucial para o sucesso do tratamento.

REFLEXÕES

RISCOS DAS COMBINAÇÕES DE MEDICAMENTOS

Os medicamentos podem ter interações complexas e potencialmente perigosas, especialmente em pessoas com condições médicas subjacentes. Vamos abordar os riscos associados à combinação de antirretrovirais, cetamina e esteroides anabolizantes em uma pessoa HIV positiva com histórico de hepatite medicamentosa tratada:

- **Interferência na eficácia dos antirretrovirais:** a cetamina e os esteroides anabolizantes podem interferir na eficácia dos antirretrovirais, comprometendo o controle do HIV e aumentando o risco de desenvolvimento de resistência viral.
- **Agravamento da hepatite:** a cetamina e os esteroides anabolizantes podem ter efeitos adversos no fígado, potencialmente exacerbando a hepatite medicamentosa prévia. Isso pode levar a danos hepáticos adicionais e a complicações graves.
- **Aumento do risco de toxicidade hepática:** alguns antirretrovirais também podem causar toxicidade hepática como efeito colateral. A combinação com cetamina e esteroides anabolizantes pode aumentar esse risco, especialmente em pessoas com histórico de hepatite medicamentosa.

- **Impacto no sistema imunológico:** os esteroides anabolizantes podem suprimir o sistema imunológico, o que pode ser preocupante em pessoas com HIV, cujo sistema imunológico já está comprometido. Isso pode aumentar o risco de infecções oportunistas e de outros problemas de saúde.
- **Efeitos psicológicos e neurológicos:** a cetamina pode ter efeitos psicológicos e neurológicos, como alucinações e distorções sensoriais. Esses efeitos podem ser exacerbados em pessoas com HIV, que podem já enfrentar desafios de saúde mental.
- **Riscos cardiovasculares:** o uso de esteroides anabolizantes pode exacerbar o risco de complicações cardiovasculares, como hipertensão arterial e aumento do colesterol. Isso pode ser particularmente problemático em pessoas com HIV, que já têm um risco aumentado de doença cardiovascular.

É essencial que qualquer mudança na medicação seja discutida e supervisionada por um médico especialista, de preferência um infectologista ou um hepatologista, para avaliar os riscos e os benefícios específicos para a situação individual do paciente. O manejo cuidadoso das interações medicamentosas e o monitoramento regular da função hepática são cruciais para garantir a segurança e a eficácia do tratamento.

AFEMINOFOBIA E COMPORTAMENTOS ASSOCIADOS

Durante a avaliação, o psiquiatra identificou uma possível afeminofobia como base para o uso de anabolizantes, além do consumo de álcool e outras drogas. O paciente também mencionou que seus amigos *gays* usavam anabolizantes, sugerindo uma influência do meio social.

Afeminofobia é um termo que descreve a aversão, o preconceito ou a discriminação contra homens que não se conformam com os estereótipos tradicionais de masculinidade. Isso pode incluir homens afeminados, *queer*, transgênero ou qualquer pessoa cujo comportamento, expressão de gênero ou identidade de gênero não se alinhe com as normas tradicionais de masculinidade. A afeminofobia tem raízes profundas na cultura e na sociedade, muitas vezes arraigadas em expectativas rígidas de como os homens devem se comportar, se apresentar e se relacionar.

Os estereótipos masculinos, por sua vez, são construções sociais que moldam as expectativas sobre o que é ser um "homem de verdade". Esses estereótipos frequentemente valorizam características como força física, agressividade, controle emocional, assertividade e sucesso financeiro. Qualquer desvio dessas características pode ser visto como uma ameaça à noção tradicional de masculinidade e, portanto, pode desencadear formas de afeminofobia.

A afeminofobia pode se manifestar de várias maneiras, desde insultos e *bullying* a discriminação no local de trabalho, negação de direitos ou até mesmo violência física. Em muitas culturas, a ideia de um homem expressar emoções como tristeza, vulnerabilidade ou ternura é frequentemente ridicularizada ou desencorajada, perpetuando, assim, a afeminofobia.

Os estereótipos masculinos também afetam os próprios homens, muitas vezes pressionando-os a se conformar com essas normas restritivas de comportamento e expressão de gênero. Aqueles que não se encaixam nesses estereótipos podem enfrentar ostracismo social, isolamento e até mesmo auto-ódio, devido à pressão para se conformar.

No entanto, é importante reconhecer que a diversidade de expressão de gênero e de identidade de gênero é uma parte natural da experiência humana. A desconstrução dos estereótipos masculinos e o combate à afeminofobia são passos essenciais para criar uma sociedade mais inclusiva e justa, na qual todos os indivíduos, independentemente de sua identidade de gênero ou de sua expressão de gênero, possam ser respeitados e valorizados por quem são. Isso envolve promover a aceitação da diversidade de formas de ser homem e reconhecer que não existe uma única maneira "certa" de ser homem.

VIGOREXIA

Também conhecida como dismorfia muscular, não é explicitamente mencionada na *Classificação estatística internacional de doenças e problemas relacionados com a saúde* (CID-11), que foi lançada pela Organização Mundial da Saúde (OMS) com o objetivo de padronizar a classificação de doenças em nível global a fim de facilitar o diagnóstico e o tratamento.

Os sintomas da vigorexia são geralmente descritos como:

- Obsessão com a forma física e a musculatura
- Preocupação excessiva com o tamanho e a definição muscular
- Distorção da imagem corporal, a partir da qual a pessoa se vê como fraca ou pequena, apesar de estar fisicamente forte ou musculosa
- Prática de exercício físico excessivo, mesmo quando cansado ou lesionado
- Dieta restritiva ou compulsiva, muitas vezes focada em proteínas e suplementos para aumentar a massa muscular
- Preocupação constante com a alimentação e a ingestão de calorias
- Uso de esteroides anabolizantes ou outras substâncias para aumentar a massa muscular
- Impacto negativo na vida social, profissional e familiar devido à dedicação excessiva ao treino e à alimentação

Caso clínico 3
"ME SINTO TOTALMENTE PROTEGIDO USANDO PrEP."

IDENTIFICAÇÃO

Mauro, 35 anos, é um homem cis, negro e *gay*. Afirma estar em um relacionamento aberto. É formado em economia e atualmente trabalha como gerente de banco. Mora no interior do estado de São Paulo.

HISTÓRIA CLÍNICA

Mauro agendou consulta com um oftalmologista porque vem apresentando uma série de queixas relacionadas aos olhos, como dor, sensibilidade à luz, lacrimejamento e embaçamento da visão.

EXAME OFTALMOLÓGICO

A seguir, são apresentados os resultados dos exames oftalmológicos:

- **Acuidade visual:** Mauro apresenta embaçamento da visão, principalmente em um dos olhos.
- **Exame de segmento anterior:** observa-se hiperemia conjuntival (vermelhidão) e secreção ocular.
- **Exame de segmento posterior:** podem-se observar lesões inflamatórias no fundo de olho.
- **Teste de refração:** Mauro apresenta alterações na refração devido ao comprometimento visual.

Nas últimas décadas, o aumento de casos de sífilis vem tornando mais comuns algumas apresentações, tidas anteriormente como mais raras. Existe uma associação da sífilis com inflamações intraoculares (uveíte), principalmente em homens que fazem sexo com homens. Durante o exame oftalmológico, Mauro é questionado sobre suas práticas sexuais, respondendo que está num relacionamento há 11 anos e que ambos têm liberdade para fazer sexo com outros homens. Apesar da insistência de seu companheiro, não utiliza preservativos, porque sente-se muito seguro com a profilaxia pré-exposição (PrEP), que utiliza já há alguns anos. Realiza com frequência exames sorológicos como rotina de seguimento de PrEP. O último ocorreu há 5 meses, e resultou em negativo para sífilis. Exames laboratoriais e de imagem são solicitados.

EXAMES COMPLEMENTARES

Os exames solicitados estão apresentados a seguir, juntamente com seus resultados:

- **Exames sorológicos para sífilis:** são solicitados testes como o Venereal Disease Research Laboratory (VDRL) e o Fluorescent Treponemal Antibody Absorption (FTA-ABS) para detectar a presença de anticorpos contra o *Treponema pallidum*, bactéria causadora da sífilis, os quais resultam positivo.
- **Demais sorologias:** hepatite B e C e HIV, os quais resultam negativos.
- **Exame de líquido cerebrospinal (LCS):** punção lombar para análise do LCS. Negativo para sífilis.
- **Tomografia de coerência óptica (OCT):** esse exame permite avaliar detalhadamente a estrutura da retina, sendo útil para detectar lesões associadas à sífilis ocular.

HIPÓTESE DIAGNÓSTICA

Sífilis ocular.

PLANO DE TRATAMENTO

Com base nos achados clínicos e nos resultados dos exames, Mauro é diagnosticado com sífilis ocular. O tratamento é realizado com penicilina G benzatina, conforme orientações do Ministério da Saúde para o tratamento da sífilis.

ACOMPANHAMENTO

Após o tratamento inicial, Mauro é acompanhado periodicamente pelo oftalmologista para monitorar a melhora dos sintomas oculares e para garantir a eficácia do tratamento. Além disso, são realizados testes de controle sorológico para sífilis a fim de avaliar a resposta ao tratamento e para detectar possíveis reinfecções. Recomenda-se também o aconselhamento sobre práticas sexuais seguras, incluindo o uso regular de preservativos, mesmo durante o uso de PrEP, para prevenir infecções sexualmente transmissíveis (ISTs), incluindo a sífilis.

A **sífilis ocular** é uma manifestação da sífilis, uma doença sexualmente transmissível causada pela bactéria *Treponema pallidum*. A infecção ocorre principalmente por contato sexual desprotegido com uma pessoa infectada.

Após a infecção pelo *Treponema pallidum*, a sífilis ocular pode ocorrer em qualquer estágio da doença, desde a fase primária até a fase tardia. Geralmente, ela se manifesta dentro de alguns meses a alguns anos após a infecção inicial, mas pode ocorrer em qualquer momento da progressão da doença.

Os principais sintomas da sífilis ocular incluem:

- **Uveíte:** inflamação da úvea, a camada média do olho, que pode causar dor ocular, sensibilidade à luz, visão turva e vermelhidão nos olhos.
- **Irite:** inflamação da íris, a parte colorida do olho, que pode causar dor ocular, visão turva, sensibilidade à luz e pupilas irregulares.
- **Conjuntivite:** inflamação da conjuntiva, a membrana que cobre a parte branca do olho e o interior das pálpebras, resultando em olhos vermelhos, lacrimejamento e secreção ocular.

O tratamento da sífilis ocular geralmente envolve o uso de antibióticos, como a penicilina, administrados por via intravenosa ou intramuscular, dependendo do estágio da doença e da gravidade dos sintomas. Em alguns casos, pode ser necessário terapia adicional, como corticosteroides, para controlar a inflamação ocular.

O prognóstico para a sífilis ocular pode variar dependendo do estágio da doença no momento do diagnóstico e da prontidão do tratamento. Se diagnosticada precocemente e tratada de forma adequada, a maioria dos pacientes pode ter recuperação completa e evitar complicações graves. No entanto, se não tratada, a sífilis ocular pode levar a danos permanentes à visão e até mesmo à cegueira. Portanto, é crucial procurar cuidados médicos imediatos se houver suspeita de sífilis ocular.

REFLEXÕES

IMPORTÂNCIA DA PrEP

A PrEP é uma estratégia de prevenção em que indivíduos sem o vírus utilizam 2 medicamentos antirretrovirais (tenofovir + entricitabina) para reduzir o risco de contrair o HIV caso sejam expostos a ele. Existem duas modalidades de utilização da PrEP:

- **De forma diária:** tomada continuamente por pessoas em situação de vulnerabilidade para o risco de contrair o HIV.
- **Sob demanda:** indicada apenas para pessoas que tenham frequência sexual menor que 2 vezes na semana e que tenham planejamento de quando as relações sexuais ocorrerão. Consiste em tomar 2 comprimidos de 2 a 24 horas antes da relação sexual, mais 1 comprimido 24 horas após a dose inicial e mais 1 comprimido 24 horas após a segunda dose.

INDICAÇÕES E PÚBLICO-ALVO

- **Pessoas em alto risco de contrair o HIV:** isso inclui homens que fazem sexo com homens, pessoas que compartilham seringas ou agulhas e indivíduos que têm um parceiro sexual com HIV de origem desconhecida ou com carga viral detectável.
- **Pessoas em relacionamentos sorodiscordantes:** relacionamentos em que um parceiro tem HIV e o outro, não.
- **Pessoas que têm múltiplos parceiros sexuais:** especialmente se não usam preservativos consistentemente.
- **Trabalhadores do sexo:** devido ao risco aumentado de exposição ao HIV.

SITUAÇÕES QUE PODEM SER INDICATIVAS DE PrEP

- Pessoas que frequentemente deixam de utilizar camisinha em suas relações sexuais (anais ou vaginais).
- Usuários frequentes de profilaxia pós-exposição (PEP) ao HIV.
- Pessoas com histórico de episódios de ISTs.
- Contextos de relações sexuais em troca de dinheiro, objetos de valor, drogas, moradia, etc.
- Praticantes de *chemsex* (atividade sexual sob a influência de drogas psicoativas com a finalidade de melhorar e facilitar as experiências sexuais) – em especial metanfetaminas, GHB, MDMA, cocaína e *poppers*.

QUEM NÃO DEVE TOMAR PrEP

- **Pessoas com HIV positivo:** a PrEP é apenas para pessoas sem o vírus.
- **Pessoas com disfunção renal:** a função renal precisa ser monitorada enquanto estiverem tomando PrEP.
- **Pessoas com alergia conhecida aos componentes dos medicamentos utilizados na PrEP:** estas devem buscar alternativas.

O QUE A PrEP PREVINE E O QUE NÃO PREVINE

A PrEP previne o HIV. Quando tomada corretamente, ela pode reduzir significativamente o risco de contrair o vírus. A PrEP não protege contra outras ISTs. O uso de preservativos ainda é necessário para prevenir doenças como clamídia, gonorreia, sífilis, herpes ou hepatite.

MANEIRA CORRETA DE USO

A PrEp deve ser tomada diariamente, pois é mais eficaz quando tomada todos os dias, conforme prescrito por um profissional da saúde. Com relação aos exames de rotina, exames de sangue regulares são necessários para monitorar a saúde renal e verificar se há infecção pelo HIV ou outras ISTs. Além disso, o aconselhamento sobre práticas sexuais mais seguras e a adesão ao tratamento são componentes essenciais do uso da PrEP.

É importante ressaltar que a eficácia da PrEP depende da adesão estrita ao regime de medicamentos e do acompanhamento médico regular para monitorar a saúde geral e a exposição ao HIV.

Caso clínico 4
"ENVELHECER ESTÁ PARECENDO DOENÇA CONTAGIOSA."

IDENTIFICAÇÃO

Francisco, 71 anos, homem cis e pardo. Tem ensino médio completo, é viúvo e aposentado. Nasceu na zona rural e mora há mais de 40 anos em uma grande cidade litorânea do Sudeste do Brasil.

QUEIXA PRINCIPAL

A queixa principal que traz Francisco para atendimento psicológico é a seguinte: "Estou com vergonha de mim mesmo".

SITUAÇÃO ATUAL

Francisco busca o psicólogo que já lhe acompanhou no passado. Após um período de isolamento, o paciente tem voltado a frequentar clubes noturnos aos finais de semana, incentivado por amigos. Fala que inicialmente foi uma forma de distração e socialização, ia apenas para dançar e se divertir, porém, após alguns drinques, ele se torna mais desinibido e aborda alguns homens. Essas tentativas geralmente resultam em recusas nem sempre educadas, sendo que, em uma ocasião, ele foi confrontado sobre sua idade, o que o deixou constrangido e desanimado.

Francisco expressa o desejo de encontrar um novo relacionamento e experimentar intimidade sexual novamente, mas ele não se sente confortável em usar aplicativos de relacionamento para conhecer novas pessoas. Nos últimos meses, tem enfrentado crescentes episódios de angústia e ansiedade, principalmente durante a noite, gerando dificuldade para dormir. Diante desses desafios emocionais e existenciais, está preocupado com a possibilidade de estar sofrendo de algum transtorno psiquiátrico, pois, cada vez que pensa no envelhecimento, experimenta crises de ansiedade intensas. Francisco também relata sentir uma mistura de solidão, desesperança e medo em relação ao futuro, especialmente quando confrontado com a perspectiva de envelhecer sozinho como um homem *gay*.

HISTÓRIA PREGRESSA

Durante a pandemia de covid-19, Franciso perdeu seu companheiro, após 32 anos de convívio. Nos primeiros 2 anos após o falecimento de Geraldo, enfrentou sintomas típicos de luto patológico, incluindo tristeza profunda, insônia, falta de interesse em atividades antes apreciadas e sentimento de culpa. Durante esse período, buscou ajuda profissional, participando de terapia e utilizou antidepressivo para lidar com o processo de luto.

Originário de uma pequena cidade do interior de Goiás, Francisco se casou aos 19 anos com uma moça que conhecia desde a infância e teve dois filhos. Conta que tinha uma vida feliz pelos filhos e pela rotina calma na roça, mas sentia-se incompleto. Eventualmente, em situações que, em geral, envolviam bebedeira, tinha relações sexuais com alguns conhecidos, o que posteriormente lhe gerava muita culpa e medo que alguém descobrisse, o que de fato aconteceu, pois a esposa de um desses parceiros eventuais os flagrou. Isso culminou em sua separação, quando tinha 30 anos.

Mudou-se para o Rio de Janeiro, onde pôde explorar sua homossexualidade com mais leveza. "Descobri aqui que eu não estava sozinho e que homens podiam morar juntos com menos julgamentos que no interior." Francisco tentou manter contato com seus filhos, mas, quando decidiu viver abertamente como *gay*, se afastou, temendo a rejeição e o julgamento deles. Desde então, perdeu o contato e não tem notícias dos filhos há bastante tempo.

HIPÓTESE DIAGNÓSTICA

Transtorno de ansiedade generalizada.

PLANO DE TRATAMENTO

Com base em sua história e sintomas, o psiquiatra pode recomendar uma abordagem terapêutica integrativa, incluindo terapia cognitivo-comportamental para lidar com a ansiedade e o luto não resolvido, apoio emocional para ajudá-lo a processar seus sentimentos de solidão e perda, e, possivelmente, a avaliação de medicamentos para controlar os sintomas de ansiedade e depressão, se necessário. Além disso, é crucial oferecer a Francisco um espaço seguro e acolhedor para explorar sua identidade e sua sexualidade, reconhecendo e valorizando sua experiência de vida única.

A seguir, apresentam-se os elementos do plano de tratamento de Francisco.

- **Exploração das necessidades e desejos:** o psicólogo pode explorar com o cliente quais são suas necessidades emocionais e o que ele procura em

um relacionamento. Isso pode incluir conversas sobre companheirismo, intimidade, apoio emocional e conexão.
- **Utilização de recursos da comunidade LGBTQIAPN+:** o psicólogo pode fornecer informações sobre grupos de apoio, eventos sociais e comunidades *on-line* voltadas para pessoas LGBTQIAPN+ idosas que procuram relacionamentos. Isso pode ajudar o cliente a se conectar com outras pessoas que compartilham de suas experiências e interesses.
- **Exploração de opções de encontros:** o psicólogo pode discutir diferentes opções para encontrar um parceiro, como *sites* de namoro *on-line*, grupos de encontros locais ou atividades sociais que são frequentadas por pessoas LGBTQIAPN+.
- **Avaliação do contexto social:** é importante considerar o contexto social do cliente, incluindo o nível de aceitação da comunidade local em relação à diversidade sexual e como isso pode afetar suas experiências de namoro e relacionamentos.
- **Oferta de apoio emocional:** o psicólogo deve oferecer apoio emocional ao cliente durante esse processo, reconhecendo que encontrar um parceiro pode ser emocionalmente desafiador em qualquer idade e fornecendo um espaço seguro para discutir preocupações, ansiedades ou rejeições potenciais.
- **Desenvolvimento de habilidades sociais:** dependendo das necessidades do cliente, o psicólogo pode oferecer orientação sobre como desenvolver habilidades sociais, construir confiança e iniciar conversas com potenciais parceiros.
- **Autoaceitação e autocuidado:** o psicólogo pode trabalhar com o cliente para promover a autoaceitação e o autocuidado, enfatizando a importância de se valorizar e cuidar de si mesmo independentemente de seu *status* de relacionamento.

REFLEXÕES

LUTO E HOMOSSEXUALIDADE MASCULINA

Homens *gays* podem sofrer estigma social adicional quando se trata da perda de seus companheiros. Eles podem enfrentar discriminação legal, falta de reconhecimento de seus relacionamentos por parte da família ou da sociedade em geral, complicando ainda mais o processo de luto. Em alguns casos, podem enfrentar desafios adicionais ao acessar serviços de apoio ao luto, devido a preconceitos, falta de sensibilidade cultural ou desconhecimento das necessidades específicas da comunidade LGBTQIAPN+ por parte dos provedores de serviços. Por outro lado, homens *gays* muitas vezes têm redes de apoio mais amplas e diversas do que homens heterossexuais, o que, por sua vez, pode oferecer suporte adicional durante períodos de perda e luto.

CONSIDERAÇÕES SOBRE GERONTOFOBIA EM HOMENS *GAYS*

A experiência de Francisco reflete uma realidade comum a muitos homens *gays* mais velhos, que enfrentam não apenas os desafios do envelhecimento, mas também a discriminação e o preconceito dentro e fora da comunidade LGBTQIAPN+. A gerontofobia, o medo ou aversão ao envelhecimento, é uma preocupação significativa para homens *gays* mais velhos, que muitas vezes se sentem invisíveis ou indesejáveis em uma cultura que valoriza a juventude e a beleza.

Mensagens para levar para casa

- É fundamental considerar a idade e o ciclo de vida atual do paciente *gay*, pois têm relação com as especificidades da sua vida como homem *gay* e implicações para as questões relativas ao cuidado.

- É importante avaliar o grau e o impacto da homofobia ou a homofobia internalizada.

- Deve-se avaliar o estágio atual do processo de saída do armário e a experiência ao longo desse processo.

- Deve-se tentar, sempre que possível, avaliar e engajar a rede de suporte do indivíduo e os relacionamentos com a "família de origem" ou a "família de escolha".

- É fundamental avaliar o estado atual de relacionamentos e a história de relacionamentos anteriores.

- O grau de conforto com a orientação sexual e os comportamentos sexuais de risco devem ser avaliados e, quando necessário, importante orientar o paciente.

- Questões relativas à saúde física e mental não podem ser vistas separadamente.

LEITURAS RECOMENDADAS

Associação Brasileira de Estudos do Álcool e outras Drogas. Depêndencia química: racismo, gênero, determinantes sociais e direitos humanos. São Barueri: Manole; 2023.

Brasil. Ministério da Saúde. PrEP (profilaxia pré-exposição) [Internet]. Brasília: MS; 2024 [capturado em 7 maio 2024]. Disponível em: https://www.gov.br/aids/pt-br/assuntos/prevencao-combinada/prep-profilaxia-pre-exposicao/prep-profilaxia-pre-exposicao.

Ciasca SV, Hercowitz A, Lopes A, Jr. Saúde LGBTQIA+: práticas de cuidado transdisciplinar. Barueri: Manole; 2022.

Leite MFC, Bento NR. Manifestação ocular como primeiro sintoma de infecção por sífilis recente em usuário de pré-relato de caso. Braz J Infect Dis. 2023;27(S1):103191.

World Health Organization. CID-11 para estatísticas de mortalidade e de morbidade [Internet]. Geneva: WHO; 2024 [capturado em 6 jun 2024]. Disponível em: https://icd.who.int/browse/2024-01/mms/pt.

BISSEXUAIS

Rogério Adriano Bosso
Alessandra Diehl
Sandra Cristina Pillon

4

Caso clínico
"ESTA É A MINHA BELEZA: PODER AMAR SEM LIMITES. ENCONTRO BELEZA E CONEXÃO EM HOMENS E MULHERES; NÃO PRECISO ESCOLHER ENTRE ELES OU ELAS."

IDENTIFICAÇÃO

Najla é uma mulher transgênero e bissexual, atualmente com 34 anos, parda, solteira e sem filhos. Foi criada segundo os preceitos da religião islâmica e, durante grande parte de sua vida, trabalhou na loja de sapatos de seu pai. É a filha mais velha em uma família composta por 2 irmãs e 1 irmão.

CENÁRIO DO CASO

Najla, originária da Palestina, refugiou-se no Brasil há mais de 5 anos, em razão da crise econômica, dos conflitos de guerra e da perseguição familiar e religiosa em virtude da sua identidade de gênero e da sua orientação sexual. Ela solicitou asilo político no Brasil antes do início da atual guerra entre Palestina e Israel, que eclodiu em 7 de outubro de 2023. Atualmente residente de uma grande metrópole brasileira, Najla foi identificada pela equipe do consultório de rua, que estabeleceu rapidamente um vínculo com ela e observou as diversas vulnerabilidades que apresentava.

QUEIXA PRINCIPAL

"Eu preciso de ajuda, não aguento mais sofrer!"

HISTÓRIA ATUAL

Desde sua chegada ao Brasil, Najla não conseguiu retomar o trabalho em decorrência de dificuldades tanto na compreensão da língua portuguesa quanto na comunicação em sua língua nativa. Atualmente vive em situação de rua, enfrentando uma série de desafios que exacerbam ainda mais sua condição de vulnerabilidade. Diagnosticada com HIV há 2 anos, Najla tem enfrentado dificuldades para manter uma adesão consistente ao tratamento antirretroviral (TARV) oferecido pelo Sistema Único de Saúde (SUS) em virtude da instabilidade de sua vida.

Sua saúde é comprometida por episódios recorrentes de desnutrição e infecções, como candidíase oral e infecções cutâneas, condições agravadas por suas precárias circunstâncias de vida e pela prática de sexo em troca de pequenas quantias de dinheiro para sua sobrevivência. Além dos problemas de saúde física, Najla apresenta sinais evidentes de sintomas depressivos e ansiosos, resultado das adversidades enfrentadas durante a migração e da sua vida nas ruas do Brasil. Ela relata ter sido vítima de diversos tipos de violência, começando pelos conflitos bélicos em seu país de origem e, posteriormente, passando por violência física e sexual, especialmente vivenciada aqui no Brasil. Todos esses traumas contribuem para seu sofrimento psicológico, manifestando-se por meio de intrusões constantes de memórias relacionadas a homens armados e explosões. Najla experimenta *flashbacks*, alterações no sono, sensação de angústia, dores físicas generalizadas, sonhos recorrentes e um sentimento de um futuro vazio e desprovido de esperança.

Najla também consome álcool de forma episódica (*binge*), ingerindo aproximadamente meio litro de vinho barato 1 ou 2 vezes por semana. Recentemente, começou a usar *crack* de forma esporádica, sem relatar sinais significativos de abstinência ou fissura. Ela recorre a essas substâncias como uma forma de anestesiar-se e lidar com suas dores, o que tem agravado ainda mais sua situação de saúde. No aspecto social, enfrenta uma realidade difícil, dependendo de abrigos temporários e da assistência de organizações não governamentais (ONGs) e de serviços sociais para obter alimentação e roupas. Além disso, Najla enfrenta discriminação constante por conta da sua identidade de gênero trans, da sua orientação bissexual, do seu *status* de imigrante e da convivência com o HIV. Sem uma rede de apoio familiar ou comunitária sólida, ela se encontra em uma situação de extrema vulnerabilidade, sem perspectivas claras de mudança.

HISTÓRIA PREGRESSA

Najla relata que, desde a adolescência, tinha plena consciência de que não se identificava como um homem, apesar de ser tratada como tal em função da sua biologia. "Demorei a me entender e compreender o que se passava comigo". Após o falecimento de sua mãe, em decorrência de um infarto agudo do miocárdio, em seu país, Najla relata que não conseguiu mais viver com sua família, pois era sua mãe quem a defendia. Ela menciona que agora compreende o que leu certa vez no Brasil em um livro da Dra. Edith Modesto, intitulado *Mães Sempre Sabem?*. Najla conta:

> Eu tenho certeza de que a minha mãe sabia que eu era diferente. Eu sou uma mulher trans e bissexual. É preciso ter a mente aberta para isso e estar orgulhosa por quem eu sou. Sim, isso foi muito assustador quando saí do meu país, e esta foi a melhor decisão que tomei na vida, apesar de tudo de ruim que tenho passado aqui. Mas, por outro lado, eu precisava reivindicar a minha própria existência e me tornar visível, ainda que criticada dentro e fora da comunidade LGBTQIAPN+ como uma "pessoa indecisa", que não sabe bem o que quer. Eu sei bem o que quero. Bancar os meus desejos nunca foi fácil. Eu sou uma pessoa bissexual, sim! E sou uma mulher trans! Qual é o problema? Meu pai me disse que tinha uma bala guardada para mim, que eu seria morta com o meu namorado ou a minha namorada. Eu sempre vivo com medo. Vi muitos colegas morrerem e eu não queria isso para mim, por isso pedi asilo aqui no Brasil. Esta é a minha beleza: poder amar sem limites. Encontro beleza e conexão em homens e mulheres; não preciso escolher entre eles ou elas. Aliás, isso nunca foi uma escolha! Simplesmente eu sou assim.

HISTÓRICO FAMILIAR

Sem uma rede de apoio familiar sólida, a paciente relatou que sua mãe, com quem sentia que poderia contar, faleceu meses antes de sua chegada ao Brasil. Seu pai e seus irmãos, com quem mantinha um contato superficial e frequentemente conflituoso, não têm sido mais localizados. No Brasil, Najla também não dispõe de uma rede de apoio.

MINIEXAME PSÍQUICO

APRESENTAÇÃO GERAL
- **Aparência:** apresenta vestes sujas e rasgadas, está desnutrida e exibe sinais de infecções cutâneas e de candidíase oral. Seu nível de higiene pessoal é prejudicado e há um odor fétido perceptível.
- **Comportamento:** demonstra sinais de vulnerabilidade extrema, sofrimento psicológico e físico. Durante o contato, ela exibe comportamentos de esquiva e retraimento, reflexo dos traumas que enfrentou.

AFETO E HUMOR
- **Afeto:** apresenta sinais de depressão e ansiedade, relatando sentimentos de desesperança e angústia.
- **Humor:** apresenta um quadro depressivo, com relatos de tristeza profunda, ansiedade e uma possível sensação de desesperança em relação ao futuro.

PENSAMENTO
- **Curso:** lento.
- **Conteúdo:** está constantemente preocupada com questões relacionadas a sobrevivência, discriminação e saúde física. Ela também apresenta pensamentos recorrentes relacionados aos traumas passados, incluindo violência psicológica, física e sexual.

PERCEPÇÃO
- **Alucinações e delírios:** não foram observados nem relatados.

COGNIÇÃO
- **Orientação:** orientada quanto a tempo, espaço e pessoa.
- **Atenção e concentração:** comprometidas em decorrência do estresse crônico e da ansiedade.
- **Memória:** preservada.
- **Linguagem:** adequada, embora possivelmente afetada pela dificuldade com a língua portuguesa.

INSIGHT E JULGAMENTO
- *Insight*: limitado, especialmente em relação ao uso de substâncias e à adesão ao tratamento da TARV.

- **Julgamento:** comprometido, com decisões influenciadas pela necessidade imediata de lidar com o sofrimento e com a sobrevivência diária.

DIAGNÓSTICOS CLÍNICOS E PSIQUIÁTRICOS

- Transtorno de estresse pós-traumático (TEPT)
- Abuso de álcool e *crack*
- Desnutrição
- HIV positivo

PLANO DE TRATAMENTO

Diante desse cenário complexo, o tratamento e cuidado de Najla necessitam de uma abordagem multidisciplinar, sensível às suas múltiplas necessidades. Sua saúde mental requer atenção imediata. É crucial encaminhá-la para serviços de saúde mental, onde possa receber terapia psicológica especializada no tratamento de traumas e, se necessário, medicação para tratar a depressão, a ansiedade e o TEPT. Dada a gravidade do caso, a internação em uma enfermaria psiquiátrica em um hospital geral seria ideal, pois permitiria acesso a cuidados integrados para as saúdes física e mental.

Após a alta hospitalar, o Centro de Atenção Psicossocial (CAPS) deve ser incluído no plano de atendimento singular (PAS) de Najla. Esse serviço é fundamental para fornecer um programa estruturado com atividades baseadas em evidências, como a entrevista motivacional (EM) e grupos de prevenção da recaída. Além disso, o CAPS oferece estratégias de redução de danos para o uso de substâncias, fornecendo alternativas seguras e suporte para eventual desintoxicação. Caso Najla não adira às estratégias propostas, a equipe do CAPS poderá considerar novas abordagens, incluindo a possibilidade de uma nova internação em um modelo de maior permanência, como as Comunidades Terapêuticas (CTs).

Para o tratamento dos sintomas do quadro psiquiátrico, os inibidores da recaptação de serotonina são considerados a primeira linha de tratamento farmacológico para o TEPT e são frequentemente utilizados em conjunto com outras intervenções terapêuticas. Medicamentos como fluoxetina, paroxetina, sertralina e venlafaxina têm boas evidências de eficácia na redução dos sintomas de TEPT em adultos. No entanto, a magnitude da melhora observada com esses medicamentos tende a ser menor em comparação com os tratamentos psicológicos, que apresentam as melhores evidências de eficácia. Outras terapias emergentes, como o uso de psicodélicos, têm mostrado promissora melhora em estudos clínicos, embora ainda necessitem de mais evidências para confirmar sua eficácia. No entanto, no caso específico de Najla, é importante considerar os potenciais riscos de abuso e desenvolvimento de dependência, mesmo quando esses tratamentos são administrados de forma assistida.

A prioridade é iniciar ou retomar o TARV, com monitoramento regular da carga viral e da contagem de CD4, essenciais para melhorar sua condição imunológica. Paralelamente, deve ser implementado um plano nutricional para tratar sua desnutrição, incluindo suplementação vitamínica e orientações alimentares adequadas. Além disso, devem ser solicitados exames laboratoriais adicionais, conforme necessário, com base na clínica apresentada.

É preciso incluir educação sobre práticas sexuais seguras, que aborde relações com parceiros de diferentes gêneros, bem como fornecer aconselhamento e distribuir preservativos. É necessário também aumentar a frequência de testes para diversas infecções sexualmente transmissíveis (ISTs), levando em conta as múltiplas parcerias e práticas sexuais. Isso permitirá um acompanhamento mais rigoroso e preventivo, bem como a implementação de uma terapêutica adequada.

No âmbito social, é vital facilitar o acesso de Najla a abrigos permanentes e seguros, bem como a programas de reintegração social e emprego, que possam oferecer estabilidade e dignidade. Além disso, fornecer assistência jurídica para a regularização de documentos e o acesso a direitos como refugiada no Brasil é crucial para garantir sua inclusão e proteção legal.

É importante considerar o maior risco de certas condições crônicas em pessoas pardas e negras, como hipertensão e diabetes, e assegurar que Najla receba cuidados preventivos e tratamento adequado para essas condições.

Inserir Najla em atividades de grupos de apoio voltados especificamente para pessoas LGBTQIAPN+ vivendo com HIV pode proporcionar um ambiente seguro no qual ela possa compartilhar suas experiências e receber apoio de pessoas que compreendem suas vivências particulares. Além disso, implementar programas de educação comunitária nos serviços de saúde sobre racismo, transfobia, xenofobia e estigma do HIV é fundamental para reduzir a discriminação enfrentada por Najla e outras pessoas na mesma situação. Esses programas podem promover uma maior compreensão e aceitação dentro da comunidade.

Oferecer psicoterapia de dessensibilização e reprocessamento por movimentos oculares (EMDR) pode ajudar Najla a reprocessar suas memórias traumáticas. Essa terapia envolve evocar imagens, crenças e sensações corporais associadas ao evento traumático, enquanto o terapeuta guia os movimentos oculares do paciente de um lado para o outro. O objetivo é ajudá-la a identificar e substituir perspectivas negativas sobre o trauma por pontos de vista mais positivos, promovendo assim uma melhor adaptação e alívio dos sintomas.

Sugere-se oferecer terapia cognitivo-comportamental individual focada no trauma (TCIFT). A TCIFT é uma variante da terapia cognitivo-comportamental (TCC) que utiliza diversas técnicas para ajudar pessoas que passaram por traumas e sofrem de TEPT ou de outros problemas relacionados ao trauma. Essa modalidade combina a terapia cognitiva, que visa modificar a forma como a pessoa pensa, com a terapia comportamental, que busca alterar seus comportamentos. A TCIFT auxilia o indivíduo a superar o trauma por meio da exposição controlada às memórias do evento, promovendo a reestruturação cognitiva e a modificação de comportamentos relacionados ao trauma. A TCIFT é composta por sessões estruturadas, cada uma com objetivos claros e técnicas específicas. O terapeuta e o paciente colaboram na definição de metas terapêuticas e no desenvolvimento de um plano de tratamento, que geralmente inclui entre 12 e 20 sessões, embora a duração possa variar de acordo com a gravidade dos sintomas e a resposta ao tratamento. Sessões semanais são comuns, mas a frequência pode ser ajustada conforme necessário. Durante o processo terapêutico, o paciente é incentivado a participar ativamente, realizando tarefas e exercícios entre as sessões, conhecidos como "*homework*". A colaboração e o *feedback* contínuos entre o paciente e o terapeuta são essenciais para o progresso do tratamento. O monitoramento regular do progresso é realizado, permitindo ajustes no plano de tratamento conforme necessário.[1,2] Inicialmente, na TCIFT, realiza-se uma avaliação que inclui a coleta dos seguintes dados:

- **Histórico de trauma:** coleta detalhada sobre a história do trauma do paciente, abrangendo a natureza, a frequência e o impacto dos eventos traumáticos.
- **Sintomas:** avaliação dos sintomas de TEPT e outros sintomas associados, como depressão e ansiedade.
- **Recursos e suporte:** identificação dos recursos de apoio disponíveis para o paciente, como familiares, amigos e redes de suporte.[1,2]

A psicoeducação é um pilar fundamental da TCIFT, com o objetivo de fornecer ao paciente informações sobre o trauma, incluindo uma explicação dos efeitos psicológicos e fisiológicos desse evento. Essa abordagem visa normalizar as reações do paciente, ajudando-o a compreender que suas respostas são reações normais a eventos anormais.[1,2] Em relação às técnicas cognitivas, a TCIFT foca nos seguintes aspectos:

- **Reestruturação cognitiva:** identificação e modificação de pensamentos negativos e distorcidos relacionados ao trauma.
- **Desafiar crenças:** auxiliar o paciente a desafiar crenças irracionais e disfuncionais que perpetuam os sintomas de TEPT.[1,2]

Já em relação às técnicas comportamentais, a TCIFT concentra-se nos seguintes itens:

- **Exposição gradual:** exposição controlada e progressiva às memórias traumáticas, com o objetivo de ajudar o paciente a reduzir a ansiedade associada a essas memórias.
- **Treinamento em relaxamento:** aplicação de técnicas de relaxamento para auxiliar o paciente no gerenciamento da ansiedade e do estresse.[1,2]

Já as técnicas de processamento do trauma, também integradas à TCIFT, concentram-se em:

- **Narrativa do trauma:** o paciente é motivado a narrar sua história de trauma em um ambiente seguro e controlado, o que facilita o processamento e a integração da experiência.
- **Reprocessamento de memórias:** o terapeuta utiliza-se de técnicas específicas, como a EMDR, para reprocessar memórias traumáticas.

Entre os benefícios da TCIFT, destacam-se:

- **Redução dos sintomas:** possui eficácia comprovada na diminuição dos sintomas de TEPT, ansiedade e depressão relacionados ao trauma.
- **Melhoria do funcionamento:** contribui para a melhoria do funcionamento diário e da qualidade de vida dos pacientes.
- **Empoderamento do paciente:** ensina habilidades e estratégias que capacitam o paciente a gerenciar os efeitos do trauma de maneira mais eficaz.[1,2]

O caso de Najla ilustra os desafios complexos enfrentados por pessoas trans e bissexuais, refugiadas, vivendo com HIV e em situação de rua. Essas interseccionalidades criam um "emaranhado" de vulnerabilidades que representam desafios imensos para nós, profissionais da saúde. Superar essas barreiras exige uma abordagem integrada, que considere as múltiplas camadas de vulnerabilidade e busque proporcionar uma vida digna e saudável. A trajetória de Najla evidencia a urgência de políticas e ações inclusivas e humanizadas, capazes de transformar realidades tão adversas.

REFLEXÕES

O conceito de bissexualidade e transexualidade foi abordado no Capítulo 1 desta obra. Recomenda-se revisar essa seção caso ainda restem dúvidas sobre o tema.

Najla apresenta sinais evidentes de depressão e ansiedade, possivelmente exacerbados pelo uso de substâncias psicoativas, pelas adversidades enfrentadas durante a migração, pela vida nas ruas e pela falta de acesso contínuo a TARV. Além disso, a bissexualidade envolve uma complexa interseção de identidade, orientação sexual e experiências únicas de discriminação e estigma. Hayfield[3] destacou que a bissexualidade é frequentemente mal compreendida e invisibilizada, abordando os desafios específicos enfrentados por pessoas bissexuais, como o estigma e a falta de representação adequada. Os autores Moagi e colaboradores[4] corroboram a discriminação e a invisibilidade enfrentadas por pessoas bissexuais, ressaltando que esses problemas ocorrem até mesmo dentro da comunidade LGBTQIAPN+. Eles também destacam que esses fatores estão associados a altos níveis de ansiedade, depressão e estresse, que contribuem para o agravamento da saúde mental. Os autores sugerem, ainda, a necessidade de intervenções e políticas específicas para melhorar o suporte e a inclusão dessas pessoas. Portanto, os profissionais da saúde devem reconhecer a urgência de compreender e atender às necessidades particulares das pessoas bissexuais, especialmente no contexto da saúde mental e do bem-estar.

Este capítulo apresenta um caso clínico de uma pessoa trans feminina, bissexual e refugiada. Além disso, discute as principais recomendações para a proteção e o apoio a refugiados LGBTQIAPN+ e mulheres bissexuais, ressaltando a importância de intervenções inclusivas e sensíveis ao gênero para promover a equidade e a saúde dessa população vulnerável.

Em casos de pessoas que enfrentam discriminação por orientação sexual e são também refugiadas, o Alto Comissariado das Nações Unidas para Refugiados (ACNUR), em sua "Cartilha Informativa sobre a Proteção de Pessoas Refugiadas e Solicitantes de Refúgio LGBTI", destaca a necessidade de proteção especial para indivíduos LGBTQIAPN+ que buscam asilo em decorrência de perseguição baseada em orientação sexual e identidade de gênero.[5] Na cartilha citada, pode-se encontrar informações sobre os direitos desses indivíduos, os procedimentos de solicitação de refúgio e as garantias legais disponíveis, as quais serão abordadas a seguir.

DIREITOS DOS INDIVÍDUOS

- **Igualdade e não discriminação:** garantia de tratamento igualitário sem discriminação baseada em orientação sexual ou identidade de gênero.
- **Proteção contra violência e perseguição:** direito a ser protegido de qualquer forma de violência ou perseguição.
- **Privacidade e confidencialidade:** direito à privacidade em relação a orientação sexual e identidade de gênero e à confidencialidade dessas informações.

PROCEDIMENTOS DE SOLICITAÇÃO DE REFÚGIO

- **Submissão da solicitação:** a solicitação deve ser encaminhada às autoridades apropriadas do país onde se busca refúgio.
- **Informações claras:** os solicitantes devem receber orientações claras sobre o processo e seus direitos.

- **Processo justo e sensível:** é necessário um procedimento que seja justo e sensível às vulnerabilidades específicas das pessoas LGBTI.

GARANTIAS LEGAIS DISPONÍVEIS

- **Assistência legal e representação:** acesso a apoio jurídico e representação adequada durante o processo de solicitação.
- **Interpretação adequada:** direito a um intérprete que tenha compreensão das questões LGBTI, quando necessário.
- **Confidencialidade do processo:** garantia de que o processo seja conduzido com a máxima confidencialidade, para proteger a segurança do solicitante.

Além de garantir esses direitos, é fundamental que os profissionais da saúde promovam ambientes seguros e acolhedores e que recebam treinamento específico para atender refugiados bissexuais. Outro ponto crucial, conforme orientado pelo ACNUR, é a sensibilidade cultural e a compreensão das especificidades das experiências LGBTQIAPN+ no contexto de migração forçada.[5]

As orientações do ACNUR[5] se alinham com os achados de Murib,[6] que explora os desafios enfrentados por refugiados LGBTQIAPN+, incluindo os bissexuais, na busca por asilo. Murib[6] destaca a importância da escuta ativa, narração e representação das histórias desses indivíduos, evidenciando a necessidade de abordagens sensíveis e compreensivas no processo de asilo. Segundo o autor, muitos refugiados LGBTQIAPN+ enfrentam discriminação e violência em seus países de origem, e o processo de asilo com frequência não reconhece a profundidade de suas experiências. As narrativas desses refugiados muitas vezes são moldadas pelas expectativas dos entrevistadores, o que pode levar a relatos que não refletem completamente suas realidades.[6]

Além disso, há uma falta de sensibilidade cultural e de compreensão das questões LGBTQIAPN+ entre os funcionários de imigração, o que pode resultar em decisões injustas. O autor também ressalta a importância de proporcionar um ambiente seguro e acolhedor, permitindo que os refugiados compartilhem suas histórias de forma autêntica. A representação fiel e sensível dessas narrativas é crucial para garantir justiça e proteção adequada para refugiados LGBTQIAPN+, destacando a necessidade de treinamentos específicos e de mudanças nas políticas de asilo.[6]

Na realidade brasileira, Santos[7] analisa, em sua pesquisa, a crescente visibilidade e os direitos dos refugiados LGBTQIAPN+ no País. Nos últimos anos, o Brasil tem avançado na aceitação e no apoio a essa população, em contraste com a contínua violência e discriminação que essas pessoas enfrentam em seus países de origem. A pesquisa destaca ainda que, embora o

Brasil tenha feito progressos significativos na proteção dos direitos dos refugiados LGBTQIAPN+, ainda existem desafios substanciais. Entre eles, a necessidade de políticas mais robustas e o enfrentamento de barreiras sociais e institucionais. O estudo sugere que o fortalecimento de redes de apoio e a implementação de práticas mais inclusivas são cruciais para melhorar as condições de vida e a segurança dos refugiados LGBTQIAPN+ no Brasil.[7]

Hayfield[8] oferece uma visão geral das pesquisas recentes sobre mulheres bissexuais, destacando desenvolvimentos importantes no campo. O autor examina como essas mulheres são com frequência marginalizadas tanto nas pesquisas quanto nos serviços de saúde, enfrentando desafios únicos relacionados à saúde mental e ao bem-estar. Em seu estudo, o autor revela que as mulheres bissexuais reiteradamente enfrentam discriminação e estigma, o que pode resultar em taxas mais elevadas de ansiedade e depressão. Ele também identifica barreiras específicas ao acesso a cuidados de saúde e enfatiza a importância de abordagens de pesquisa mais inclusivas e representativas. As barreiras encontradas pelo autor incluem:

- **Estigma e discriminação:** mulheres bissexuais frequentemente enfrentam estigmatização e preconceito tanto na sociedade quanto dentro dos próprios serviços de saúde, o que pode desincentivar a busca por cuidados e contribuir para uma experiência negativa ao procurarem ajuda.
- **Invisibilidade e falta de representação:** a bissexualidade é repetidamente invisibilizada nas pesquisas e na prática clínica, resultando em falta de dados e compreensão sobre as necessidades específicas das mulheres bissexuais.
- **Dificuldades no diagnóstico e no tratamento:** as mulheres bissexuais podem enfrentar desafios adicionais na obtenção de diagnósticos precisos e no acesso a tratamentos apropriados em função da falta de treinamento especializado entre profissionais da saúde sobre as questões relacionadas à bissexualidade.
- **Preconceito interno e autoidentificação:** as mulheres bissexuais podem enfrentar dificuldades relacionadas ao preconceito interno e à autoidentificação, o que pode afetar sua disposição para buscar e receber cuidados.
- **Falta de recursos e suporte adequado:** há carência de recursos e suporte direcionados especificamente para as necessidades de saúde mental e física das mulheres bissexuais, o que limita seu acesso a cuidados apropriados.

Todas essas barreiras contribuem para uma maior vulnerabilidade e desafios adicionais enfrentados por mulheres bissexuais, tornando crucial a implementação de práticas mais inclusivas e representativas para melhorar seu acesso a cuidados de saúde. O autor conclui que é essencial desenvolver políticas e práticas que atendam melhor às necessidades das mulheres bissexuais e promovam a equidade no cuidado e no suporte a essa população.[8]

A informação sobre o possível aumento das taxas de ansiedade e depressão apresentada por Hayfield [8] é corroborada pelos autores Silva e Oliveira,[9] que analisam a saúde mental de refugiados LGBTQIAPN+. Eles destacam três fases principais do exílio: pré-fuga, migração e pós-fuga. Os autores demonstram que, embora a aceitação de indivíduos LGBTQIAPN+ tenha avançado em algumas partes do mundo, muitos países ainda os estigmatizam e os abusam. Nos Estados Unidos, o número de refugiados tem aumentado, com uma proporção significativa se identificando como LGBTQIAPN+. Os autores também relatam que esses refugiados enfrentam altas taxas de transtornos mentais, como TEPT, ansiedade e depressão, exacerbados por traumas vividos antes, durante e após a fuga.[9] Explicam que a fase pré-fuga inclui violência e perseguição severa, que podem resultar em trauma psicológico profundo. Durante a migração, refugiados LGBTQIAPN+ enfrentam perigos adicionais, como abuso e marginalização. Na fase pós-fuga, problemas como a perda cultural e a discriminação continuam a afetar negativamente a saúde mental desses indivíduos.[9] Esses autores discutem a importância do papel dos psiquiatras no processo de asilo e apresentam diretrizes para aprimorar o cuidado clínico. Destacam a necessidade de sensibilidade cultural e reconhecimento das complexidades do trauma enfrentado por refugiados LGBTQIAPN+. Além disso, sugerem que a preparação de casos de asilo deve considerar a variedade de experiências e as necessidades desses indivíduos, com foco em fornecer um suporte empático e adequado às suas circunstâncias.[9]

Em relação às barreiras enfrentadas pelas pessoas bissexuais para acessar serviços de saúde e saúde mental e à necessidade de capacitação dos profissionais sobre o tema, o autor Manthey[10] e o Williams Institute[11] oferecem contribuições importantes. Manthey[10] destaca a necessidade urgente de inclusão e atenção especial para pessoas LGBTQIAPN+ na prática de enfermagem, enfatizando que os profissionais da saúde devem estar devidamente capacitados para oferecer um atendimento sensível e adequado a essas populações. O autor destaca que, apesar dos avanços na aceitação e nos direitos LGBTQIAPN+, muitas pessoas dessa comunidade ainda enfrentam discriminação e barreiras no acesso a cuidados de saúde. Ele enfatiza que os enfermeiros devem adotar práticas sensíveis e informadas para garantir um atendimento mais inclusivo e equitativo, e argumenta que a formação dos profissionais de saúde deve incluir treinamento específico sobre as necessidades e os desafios enfrentados por pacientes LGBTQIAPN+, a fim de aprimorar a qualidade dos cuidados e promover um ambiente seguro e respeitoso. O artigo ressalta a responsabilidade dos enfermeiros em defender e apoiar a saúde e o bem-estar de todas as identidades sexuais e de gênero.[10]

O Williams Institute[11] publicou um relatório detalhado sobre a situação dos refugiados LGBTQIAPN+, destacando que esses indivíduos enfrentam níveis elevados de violência e discriminação em seus países de origem. Além disso, o relatório aponta para desafios adicionais durante o processo de asilo, como a marginalização e a falta de compreensão sobre suas necessidades específicas, que complicam ainda mais sua busca por proteção e segurança.

O estudo revela que muitos refugiados LGBTQIAPN+ enfrentam dificuldades substanciais no acesso a serviços de apoio. Entre as barreiras significativas destacadas, estão a falta de documentação adequada e a discriminação por parte das autoridades. Essas dificuldades seguidamente agravam a vulnerabilidade desses indivíduos e complicam ainda mais sua integração e proteção no novo país.[11]

O relatório enfatiza a necessidade urgente de políticas mais inclusivas e de recursos específicos para apoiar os refugiados LGBTQIAPN+. Recomendam-se esforços intensificados por parte dos formuladores de políticas e das organizações de direitos humanos para melhorar as condições e garantir uma proteção adequada para essa população vulnerável.[11]

A "Cartilha Informativa sobre a Proteção de Pessoas Refugiadas e Solicitantes de Refúgio LGBTI" mais recente da United Nations High Commissioner for Refugees (UNHCR),[12] publicada em 2023, fornece dados relevantes sobre o apoio oferecido a refugiados e solicitantes de refúgio. No primeiro semestre de 2023, a UNHCR assistiu 94.800 pessoas no Brasil. Dessas, 6 mil foram acomodadas em abrigos de emergência e 1.400 receberam assistência financeira para atender a necessidades básicas.

Além dos dados mencionados, a Cartilha também revela que 45 mil pessoas foram assistidas com acesso à documentação; 27 mil pessoas receberam suporte para integração no mercado de trabalho e empreendedorismo; e 2.500 pessoas receberam atividades de prevenção à violência baseada em gênero.[12]

No contexto dos refugiados afegãos, 6.600 pessoas entraram no Brasil no primeiro semestre de 2023, o que representa 65% do total de entradas registradas no ano anterior. Essas estatísticas destacam o compromisso contínuo da UNHCR em apoiar a integração e proteção de refugiados no Brasil, refletindo um esforço significativo para atender às necessidades dessa população vulnerável.[12]

Os autores Ribeiro e colaboradores[13] discutem as vulnerabilidades específicas enfrentadas por indivíduos cisgênero e transgênero que fazem uso de álcool e/ou outras drogas, enfatizando como essas vulnerabilidades podem aumentar os riscos de infecção por HIV e sífilis. Eles abordam fatores sociais, comportamentais e biológicos que contribuem para esses riscos e destacam a necessidade de intervenções específicas e adaptadas para esses grupos, que são apresentadas a seguir.

- **Abordagem integrada para ISTs:** é necessário abordar de maneira integrada as ISTs, como HIV e sífilis, especialmente entre pessoas transgênero que fazem uso de substâncias.

- **Educação e prevenção:** a implementação de programas de educação sobre ISTs direcionados especificamente para pessoas trans que usam drogas pode ajudar Najla a compreender melhor os riscos e as formas de prevenção. Esses programas devem incluir a distribuição de preservativos e materiais educativos sobre práticas sexuais seguras.
- **Intervenções sensíveis ao gênero:** a importância de intervenções sensíveis ao gênero, que considerem as necessidades específicas de pessoas transgênero, é fundamental. Para Najla, isso implica garantir acesso a cuidados de saúde que respeitem sua identidade de gênero, além de proporcionar um ambiente seguro e inclusivo.
- **Redução de danos:** a redução de danos é uma estratégia essencial para pessoas que usam drogas, pois contribui significativamente para a mitigação dos riscos associados ao uso de substâncias e à transmissão de ISTs. Para Najla, fornecer acesso a seringas limpas, a programas de troca de seringas e a serviços de redução de danos pode diminuir de forma efetiva o risco de transmissão de HIV e sífilis.
- **Apoio psicológico e social:** ao reconhecer as vulnerabilidades adicionais enfrentadas por pessoas transgênero que usam drogas, é essencial oferecer um suporte psicológico e social abrangente. Esse suporte deve incluir acompanhamento psicológico especializado, serviços de apoio social e acesso a redes de apoio que considerem as necessidades específicas relacionadas à identidade de gênero e ao uso de substâncias.
- **Intervenções comunitárias:** é fundamental implementar intervenções comunitárias que enfrentem o estigma e a discriminação dirigidos a pessoas trans que usam drogas. Tais intervenções devem focar na sensibilização e na educação da comunidade para promover a inclusão e reduzir preconceitos, além de oferecer suporte para criar ambientes mais acolhedores e respeitosos.

Os autores Ribeiro e colaboradores[14] investigam se o gerenciamento de contingências pode ser uma estratégia eficaz para melhorar a adesão ao TARV em pessoas que usam substâncias psicoativas. Esse método envolve o uso de incentivos para reforçar comportamentos desejados, como a adesão ao tratamento, oferecendo recompensas para o cumprimento de metas relacionadas ao uso de substâncias e à adesão ao TARV. A pesquisa explora como essa abordagem pode motivar mudanças positivas e sustentáveis no comportamento de pacientes que enfrentam desafios adicionais relacionados ao uso de substâncias.

O gerenciamento de contingências é uma abordagem que utiliza recompensas para incentivar comportamentos desejados. Nesse contexto, pacientes que seguem comportamentos específicos, como a adesão regular ao TARV, recebem incentivos. A ideia é reforçar positivamente a adesão ao tratamento e o abandono de comportamentos prejudiciais, como o uso não controlado de substâncias, ajudando assim a melhorar os resultados de saúde e a adesão ao tratamento.[14]

A implementação do gerenciamento de contingências pode ser uma estratégia eficaz para melhorar a adesão ao tratamento em indivíduos com dependência de substâncias. Ao fornecer incentivos concretos para a adesão ao tratamento, como a regularidade no uso de medicamentos, essa abordagem pode auxiliar a garantir que o paciente siga o regime do TARV de forma consistente. Esse método não apenas ajuda a controlar a carga viral e a melhorar a saúde geral do indivíduo, mas também pode incentivar a abstinência ou a redução do uso de substâncias, promovendo uma abordagem holística para o tratamento e a recuperação.[14]

Mensagens para levar para casa

Abordagem integrada e humanizada: muitas refugiadas, como Najla, precisarão de cuidados abrangentes para TEPT, ansiedade e depressão para prevenir incapacidades em longo prazo e impactos na saúde geral. Portanto, é essencial que Najla receba uma atenção coordenada que aborde de forma integrada suas necessidades médicas, psicológicas e sociais. Isso inclui acesso a tratamentos eficazes para suas condições de saúde mental, suporte contínuo para a adesão ao tratamento e assistência social para lidar com questões relacionadas à sua situação de refúgio e vulnerabilidade.

Apoio multidisciplinar: cuidados de saúde, suporte psicológico e assistência social integrada são cruciais para indivíduos como Najla, que enfrentam múltiplas camadas de vulnerabilidade. No entanto, existem desafios significativos para acessar o cuidado necessário. Esses desafios incluem:
- estigma – o estigma associado a condições de saúde mental e ao uso de substâncias pode desincentivar os indivíduos a buscar ajuda e pode afetar a qualidade do atendimento recebido;
- falta de conscientização – tanto por parte dos pacientes quanto dos provedores de saúde, a falta de conscientização sobre a complexidade das necessidades e dos tratamentos apropriados pode comprometer a eficácia do atendimento;

- falta de recursos – a escassez de recursos adequados e especializados pode limitar a capacidade de fornecer cuidados abrangentes e integrados;
- falta de habilidades em tratamentos focados em trauma – a ausência de habilidades e treinamento especializado entre os profissionais da saúde para lidar com traumas complexos pode resultar em tratamentos inadequados e em uma menor eficácia dos cuidados.

Políticas inclusivas: é necessária a implementação de políticas que garantam acesso a cuidados de saúde, proteção legal e oportunidades de reintegração social para pessoas em situações de vulnerabilidade extrema.

Empatia e compromisso: são de suma importância a empatia e o compromisso dos profissionais e da sociedade para apoiar e transformar realidades adversas.

Superação e dignidade: é essencial trabalhar para proporcionar uma vida digna e oportunidades de superação para pessoas como Najla, que enfrentam múltiplas camadas de vulnerabilidade. Os refugiados LGBTQIAPN+ enfrentam estressores únicos antes e durante a imigração, diferenciando-se de outros imigrantes. Eles frequentemente sofrem traumas profundos, como guerra, tortura, terrorismo, desastres naturais, fome e condições adversas em campos de refugiados. Esses eventos, combinados com o estresse pós-imigração, tornam esse grupo particularmente vulnerável em termos de bem-estar psicológico. Tais circunstâncias podem expô-los a uma série de transtornos mentais, incluindo TEPT, depressão, ansiedade e abuso de substâncias.

REFERÊNCIAS

1. Bisson JI, Cosgrove S, Lewis C, Roberts NP. Post-traumatic stress disorder. BMJ. 2015;351:h6161.

2. Nations Institute for Health and Care Excellence. Post-traumatic stress disorder [Internet]. Manchester: NICE; 2018 [capturado em 6 ago 2024]. Disponível em: https://www.nice.org.uk/guidance/ng116.

3. Hayfield N. Bisexual and pansexual identities. Abingdon: Routledge; 2020.

4. Moagi MM, Van Der Wath AE, Jiyane P M, Rikhotso RS. Mental health challenges of lesbian, gay, bisexual and transgender people: an integrated literature review. Health SA. 2021;26:1487,.

5. Alto Comissariado das Nações Unidas para Refugiados. Cartilha informativa sobre a proteção de pessoas refugiadas e solicitantes de refúgio LGBTI [Internet]. Genebra: ACNUR; 2018 [capturado em 28 jul 2024]. Disponível em: https://www.acnur.org/portugues/wp-content/uploads/2018/02/Cartilha-informativa-sobre-a-proteção-de-pessoas-refugiadas-e-solicitantes-de-refúgio-LGBTI_ACNUR-2017.pdf.

6. Murib Z. "I Thought We Had No Rights": challenges in listening, storytelling, and representation of LGBT refugees. Migrat Stud. 2020;8(3):345-60.

7. França IL. Refugiados LGBT: direitos e narrativas entrecruzando gênero, sexualidade e violência. Cad Pagu. 2017;(50):e17506.

8. Hayfield N. Recent developments in research with bisexual women. Curr Opin Psychol. 2022;48:101489.

9. Silva J, Oliveira M. Saúde mental de refugiados LGBT: uma revisão das fases de exílio. Rev Bras Saude Mental. 2024;12(3):45-60.

10. Manthey M. Lesbian, gay, bisexual, and transgender people, and the nursing imperative. Creat Nurs. 2020;26(2):81-2.

11. Williams Institute. LGBTQI refugee lit press release [Internet]. California: Williams Institute; 2022 [capturado em 5 ago 2024]. Disponível em: https://williamsinstitute.law.ucla.edu/press/lgbtqi-refugee-lit-press-release/.

12. UNHCR Brasil. Cartilha informativa sobre a proteção de pessoas refugiadas e solicitantes de refúgio LGBTI [Internet]. Brasília: UNHCR Brasil; 2023 [capturado em 12 ago 2024]. Disponível em: https://www.acnur.org/portugues/wp-content/uploads/2023/09/EN-August23-Acolhida-de-pessoas-refugiadas-afegas_v.f.pdf.

13. Ribeiro A, Trevisol AP, Bosso RA, Gianna MC, Vieira DL, Bernardini VB, et al. The interactions between vulnerabilities for HIV and Syphilis among cisgender and transgender people who use drugs. Arch Sex Behav. 2022;52(2):733-40.

14. Ribeiro A, Pinto DGA, Trevisol AP, Tardelli V, Arcadepani F, Bosso RA, et al. Can contingency management solve the problem of adherence to antiretroviral therapy in drug-dependent individuals? Health Educ Behav. 2023;50(6):738-47.

TRANSEXUAIS

5

Alexandre Saadeh
Pedro Herminio
Thaís Muriel Marin

Caso clínico
"EU POSSO NASCER NOVAMENTE COMO HOMEM?"

IDENTIFICAÇÃO

Sarah (Aloy) tem 18 anos, é pardo, natural e procedente da cidade de São Paulo, onde reside com a mãe e 2 irmãos mais jovens. Os pais são divorciados. Aloy mantém contato raro com o pai, pois se sente negligenciado por ele. Ao nascimento, foi reconhecido pela genitália como menina, contudo, identifica-se como um garoto trans, já namorou uma garota, mas está solteiro. Atualmente, está no cursinho pré-vestibular, almeja cursar psicologia e trabalha por conta própria, editando vídeos para as redes sociais.

CENÁRIO DO CASO

Próximo à casa de Aloy, no extremo da Zona Sul da cidade de São Paulo, existe uma unidade básica de saúde (UBS) em que é oferecido atendimento especializado em saúde mental: há uma psiquiatra e dois psicólogos. Embora Aloy já tivesse ido algumas vezes à unidade para receber vacina ou por ter contraído covid-19, ele não imaginava que lá havia atendimento psicoterápico, o que descobriu de um modo não muito feliz: na última semana, apresentou uma crise de raiva, querendo arrancar com as próprias mãos as suas mamas, o que não fez, mas provocou autolesão superficial nos punhos. Foi levado a um pronto-atendimento psiquiátrico da sua região, onde realizou consulta de urgência e recebeu encaminhamento para seguimento na UBS.

QUEIXA PRINCIPAL

Como queixa principal, Aloy afirma: "Preciso de ajuda para ser o homem que sou!".

HISTÓRIA DA SITUAÇÃO ATUAL

Já na UBS, em seu primeiro atendimento realizado pela Dra. Mel – psiquiatra –, Aloy contou que buscara recentemente atendimento em uma unidade de saúde do Centro de São Paulo, para se informar sobre transição de gênero. Quer compreender sobre o uso de hormônios, a cirurgia para a retirada das mamas e a troca do seu nome de registro. Aloy conta que se machuca constantemente, sente vontade de arrancar suas mamas, sente que elas não fazem parte do seu corpo. Relata incômodo com o formato dos quadris e com sua voz. Evita falar com pessoas na rua e ao telefone. Prefere usar mensagens de texto e costuma interagir na internet usando imagens masculinas. Sente-se bem quando as pessoas o tratam com pronomes masculinos. Chegou àquela unidade por meio de pesquisas na internet, ambivalente por não se sentir apoiado pela mãe, que diz não entender a necessidade de modificações corporais. Relata tristeza por não ser reconhecido como homem e desejo de que as pessoas o vejam como tal. Tem medo de não ser compreendido pelos profissionais da unidade e evita frequentar espaços de saúde por ter vivenciado situações de preconceito pelos profissionais e demora para conseguir falar sobre si.

HISTÓRIA PREGRESSA

Para a Dra. Mel, Aloy disse que, aos 5 anos de idade, pediu para a mãe roupas de menino. Não queria vestir saias e vestidos. Esperneava e se revoltava quando era obrigado a usá-los. Gostava de brincar com meninos, amava receber carrinhos e bonecos dos seus *games* favoritos. Os personagens de referência eram os masculinos. Não gostava de expor sua genitália no banho. O pai disse para a mãe que aquela criança era "uma menina macho" e que não toleraria aquele comportamento, era agressivo com Aloy, presenteava-o com bonecas. A mãe, por sua vez, pediu, em um determinado momento, quando Aloy tinha em torno de 9 anos, ajuda de uma psicóloga, a qual orientou que Aloy convivesse mais com meninas, assim traria maior identificação com outras crianças que fossem do sexo feminino.

Aloy não foi compreendido. Lembra como era difícil entender que não havia nascido menino. Perguntava para a mãe se nasceria novamente como menino. A mãe não compreendia a sua reivindicação, apenas mais tarde, na adolescência, o compreendeu. Antes, pensava que Aloy era uma menina lésbica. Aloy desde muito pequeno se machucava, beliscava-se, sobretudo quando ceifavam o seu direito de se expressar como menino. Aos 11 anos, menstruou. Chorou bastante naquele dia. As menstruações seguintes passaram a ser precedidas por crises de irritabilidade e raiva. Sentiu vontade, muitas vezes, de bater com a cabeça na parede. O crescimento das mamas e a distribuição da gordura para a região pélvica o deixaram ainda mais irritado. Sentia ansiedade, medo de sair na rua, medo de que os outros olhassem para ele. Havia prejuízos na escola, pois, durante o ciclo menstrual, além da irritabilidade, sentia-se inadequado por não ser quem ele acreditava que fosse, ficava triste e não queria sair de casa.

HISTÓRIA FAMILIAR

Os pais de Aloy foram casados por quase 7 anos. O pai é mecânico de carros e a mãe trabalha como caixa de supermercado. Juntos, tiveram 2 filhos, Aloy e Luís Henrique, que é 2 anos mais jovem. A primeira gestação foi planejada, os pais cultivavam a expectativa de que nasceria um menino. O pai, principalmente, empolgou-se e imaginava um menino que torceria pelo mesmo time de futebol que ele. A mãe, por sua vez, não demonstrava tão efusivamente uma predileção de gênero, porém dizia que meninas eram mais trabalhosas. Não fizeram exames na gestação que revelassem o sexo biológico. Na família estendida, havia influência da avó materna, que ajudou nos cuidados dos dois netos.

HISTÓRIA SOCIAL/HÁBITOS DE VIDA

Aloy faz curso pré-vestibular *on-line*, pois não gosta de se expor socialmente. Trabalha como editor de vídeos *on-line*. Relata ter várias amizades, mas todas no ambiente virtual. Diz que dessa maneira não é julgado apenas pela sua aparência. Conheceu outras pessoas trans nas redes sociais e sente-se bem ao conversar com elas. Relata não frequentar academias ou parques por ter vergonha quando outras pessoas olham para o seu corpo. Não faz atividade física. Pelo menos uma vez ao ano, a família costuma ir à praia – Aloy demonstrava certa resistência a participar desse passeio, crises de ansiedade eram frequentes, e, quando permitiam, vestia uma larga camiseta de proteção solar. Diz que a alimentação piorou nos últimos anos – costuma comer apressadamente, alimentos de alta caloria. Relata aumento de peso. Não faz uso de substâncias – demonstra receio, alguns dos seus amigos já apresentaram problemas com álcool e outras substâncias.

EXAME RESUMIDO DAS FUNÇÕES MENTAIS

Apresenta-se com camiseta larga de moletom e calças folgadas, cabelos curtos – usa um pequeno moicano como penteado –, postura encurvada. Fala em tom baixo (a voz soa grave), parece tímido ao contato, com humor ansioso e afeto ressonante, chora em alguns momentos da sua fala. Pensamento de curso, forma e conteúdo sem alterações, colabora com a equipe, tem linguagem adequada, refere-se a si em todos os momentos no masculino, não tem alterações de sensopercepção, nega ideação suicida, mas sente desejo de se machucar quando lembra das mamas.

HIPÓTESE DIAGNÓSTICA OU HIPÓTESE DIAGNÓSTICA SITUACIONAL

Como hipótese diagnóstica, a médica aposta em incongruência de gênero (disforia de gênero).

AVALIAÇÃO E PLANO DE TRATAMENTO/PLANO DE AÇÃO/PLANO TERAPÊUTICO SINGULAR

Aloy buscou acompanhamento devido ao sofrimento psíquico relacionado à vivência transexual e ao desejo de realizar modificações corporais visando a conformidade com a sua imagem corporal e ao reconhecimento social dentro dos padrões atribuídos ao gênero masculino. A equipe da UBS reconheceu a importância de uma abordagem abrangente e fez o planejamento apresentado a seguir.

Acompanhamento multidisciplinar:

- **Acompanhamento psiquiátrico:** devido aos sintomas depressivos, ansiosos e de desregulação emocional.
- **Acompanhamento psicológico:** auxílio no autoconhecimento, na apropriação da sua identidade de gênero, no desenvolvimento de habilidades sociais e no fortalecimento da autonomia.
- **Assistência social:** auxiliar na garantia de direitos, como nome social e retificação do registro civil, avaliação da estrutura familiar e convite aos familiares para participação no cuidado.
- **Acompanhamento clínico com profissional habilitado para o uso de hormônio análogo ao gênero com que se identifica (hormonização):** avaliar a saúde atual, solicitar exames pertinentes para a hormonização, avaliar os resultados das intervenções em saúde.
- **Acompanhamento nutricional:** promover uma alimentação saudável.
- **Acompanhamento fonoaudiológico:** promover exercícios vocais que proporcionem que a voz fique mais grave.

A base das ações deve seguir três linhas:

- **Facilitação do acesso:** respeitar o nome social, adequar a linguagem e o cadastro conforme a autonomia do paciente. A população transexual ainda evita buscar os centros de saúde devido a situações vexatórias, como o uso incorreto de nomes e pronomes, além de situações de preconceito decorrentes da interposição de crenças pessoais e desconhecimento.
- **Habilitação dos profissionais:** oferecer treinamento continuado e atualizações aos profissionais de saúde. Ao iniciar um acompanhamento, muitas pessoas transexuais sentem-se incomodadas com o desconhecimento dos profissionais sobre as particularidades em saúde, inclusive as já oferecidas pelo Sistema Único de Saúde (SUS), como hormonização e cirurgias.
- **Atendimento por equipe multiprofissional:** oferecer acompanhamento social, psicológico, fonoaudiológico, clínico e psiquiátrico, conforme a necessidade do paciente. Ignorar que o sofrimento dessa população é complexo e que envolve diversas áreas dificulta a permanência nos centros de saúde e a evolução do quadro como um todo.

EVOLUÇÃO DO CASO CLÍNICO

Aloy surpreendeu-se positivamente com o acolhimento na rede de saúde: seu nome e seus pronomes foram respeitados, os profissionais que o acolheram estavam familiarizados com as políticas de afirmação de gênero e habilitados para atender às suas demandas. Aloy passou a comparecer quinzenalmente na unidade para acompanhamento psicológico e está em uso de medicação psiquiátrica para o controle dos sintomas ansiosos e depressivos. Ouviu da Dra. Mel que ser trans não é uma doença, contudo, pessoas LGBTQIAPN+ vivenciam adoecimento psíquico em uma proporção maior, por isso a importância do cuidado em saúde mental. Iniciou acompanhamento clínico, realizou exames e foi informado sobre as transformações corporais, incluindo os riscos associados.

Relata que a mãe passou a oferecer mais suporte após as reuniões sobre identidade de gênero com a equipe de saúde – ela está participando de um grupo de pais/responsáveis. Foi importante a identificação com outros familiares que compartilham vivências semelhantes. Ao longo da evolução, houve excelente aderência. Aos poucos, Aloy conseguiu falar de si com clareza e tornou-se próximo de outros participantes do grupo. A equipe costumava apontar suas evoluções e, do mesmo modo, colocava-se atenta para as suas angústias e dificuldades, compreendendo que todo o processo enfrentado até ali trouxe bastantes marcas. Aos poucos, deixou de praticar novos episódios de autolesão, apresentou melhora do quadro ansioso e no contato social.

Ainda compartilha o medo de ser vítima de violência pela transfobia, contudo, sente-se mais confiante para ser quem ele é em todos os ambientes. Sente-se mais seguro ao sair de casa. Quando se referem de imediato a ele como garoto, é um momento de importante deleite. Iniciou mudanças corporais transitórias: atividades físicas visando o emagrecimento, o ganho de massa muscular e a distribuição da gordura corporal e treinamento de voz. Aprendeu no grupo sobre o uso correto do *binder* e *packer* – dispositivos que ajudam na afirmação da identidade de gênero masculino. O *binder* é uma peça de vestuário que permite disfarçar o volume mamário, e o *packer* é uma prótese em formato de pênis, sendo uma de suas funções dar volume na região genital.

DESDOBRAMENTOS/MANEJO/CONDUTA

Aloy recebeu encaminhamento para a hormonização, mantém acompanhamento com a equipe da UBS e, aos 21 anos (depois de um ano de acompanhamento com equipe multidisciplinar), poderá ser encaminhado para a cirurgia. A primeira que ele deseja realizar é a mastectomia masculinizadora, ofertada pelo SUS.

REFLEXÃO DOS AUTORES SOBRE O CASO CLÍNICO

Aloy, caso clínico fictício, cuja inspiração provém da nossa experiência no atendimento a pessoas trans, poderia facilmente chegar ao consultório de qualquer profissional, especialmente daqueles que trabalham com saúde mental, pois é percebido o impacto negativo na saúde mental dessas pessoas, desencadeado, em grande parte, pelo estigma e pelas situações de violência – aqui reconhecida como transfobia – decorrentes de uma sociedade com normativa cisgênera.

O sofrimento narrado em nosso caso clínico é comum a várias pessoas transexuais: medo da violência do mundo, afastamento da família, dificuldade de lidar com os próprios sentimentos e com o corpo – o que acarreta percepção de inadequação, relatos de evasão escolar, dificuldade para inserção no mercado de trabalho e aumento de quadros depressivos e ansiosos, além de maiores índices de autolesão e suicidalidade.

Muitos estudos evidenciam que 1 a 2% das pessoas se identificam como transgênero, ou seja, apresentam incongruência com o sexo do seu nascimento. Identificam-se com o gênero oposto ou algo que esteja entre a construção binária social acerca do gênero: masculino e feminino.[1] A identidade de gênero, que é a percepção individual de ser homem, mulher ou algo entre esses polos, é percebida em torno dos 3 anos de idade e perdura ao longo de toda a vida. Essa identidade é autodeterminada e os protocolos mais recentes de estudo são categóricos ao mencionar que as estratégias mais adequadas são aquelas que buscam aceitação e afirmação, promovendo, assim, bem-estar e reduzindo desfechos desfavoráveis à saúde mental. O conhecimento para um atendimento adequado à população trans é algo ainda delimitado a alguns centros, mas, atualmente, em processo de expansão. Há boas perspectivas para a disseminação nos serviços públicos. Muitas pessoas trans não recebem o acolhimento e a atenção adequados por parte dos profissionais da saúde. O receio do estigma e do preconceito contribuem para uma baixa procura das pessoas trans aos serviços de saúde.

Acolher tantas demandas é um desafio, mas um desafio que parte de números alarmantes, como citou *The Trevor Project* em 2023: 48% das mulheres trans e 58% dos homens trans cogitaram o suicídio em 2022.[1] Projetos como a escrita deste capítulo tornam possível a propagação de conhecimentos e cuidados para com as pessoas trans.

RECOMENDAÇÕES/CONSIDERAÇÕES FINAIS

A marginalização histórica, as violências sofridas e a falta de possibilidades econômicas e sociais tornam a população transexual extremamente vulnerável, mesmo quando esses indivíduos são acolhidos e apoiados pelos seus familiares, mesmo quando acessam atendimento qualificado e atencioso para a afirmação das suas identidades de gênero. A sociedade ainda é bastante transfóbica. Reconhecer tal vulnerabilidade é fundamental para o entendimento da importância das ações em saúde voltadas para esse grupo.

Mensagens para levar para casa

- Transexualidade × disforia: a transexualidade não é doença, mas pode vir acompanhada de disforia de gênero, que presume um estado de incômodo, não conformidade, infelicidade e até agressividade resultantes da incongruência entre o gênero reconhecido ao nascimento e o gênero autoidentificado.

- Pessoas trans não são doentes por apresentarem incongruência de gênero, ser trans não é doença, mas há uma associação com maior sofrimento psíquico.

- É preciso respeitar o nome que a pessoa quer e os pronomes com os quais se identifica, pois isso faz parte da afirmação da identidade, do gênero e da transição social.

> É necessário reduzir o impacto na vulnerabilidade social, promovendo a participação da população transexual na sociedade, possibilitando sua inserção em grupos e o acesso a estudo e a condições adequadas de trabalho, reduzindo estigmas.

> É fundamental habilitar profissionais no sentido de torná-los capazes de oferecer auxílio para essa população não como privilégio, mas como direito – é essencial garantir o acesso mínimo.

REFERÊNCIAS

1. Saadeh A, Scivoletto S. Incongruência de gênero: infância, adolescência e fase adulta da vida. Barueri: Manole; 2022.

LEITURAS RECOMENDADAS

Bento B. A reinvenção do corpo: sexualidade e gênero na experiência transexual. 3. ed. São Paulo: Devires; 2021.

Saadeh A. Como lidar com a disforia de gênero (transexualidade): guia prático para pacientes, familiares, profissionais de saúde. São Paulo: Hogrefe; 2019.

São Paulo (Prefeitura). Secretaria Municipal de Saúde. Protocolo para o atendimento de pessoas transexuais e travestis no município de São Paulo. São Paulo: SMS; 2020.

The Trevor Project. 2020 National Survey on LGBTQ youth mental health [Internet]. New York: The Trevor Project; 2020 [capturado em 11 abr 2023]. Disponível em: https://www.thetrevorproject.org/survey-2020/?section=Introduction.

World Professional Association for Transgender Health. Normas de atenção à saúde das pessoas trans e com variabilidade de gênero. WPATH; 2012.

QUEER

Felipe Rech Ornell
Bernardo Banducci Rahe

Caso clínico
"EU NÃO ME ENCAIXO, NO MUNDO NÃO HÁ LUGAR PARA MIM."

IDENTIFICAÇÃO

Vitório, 28 anos, sexo biológico masculino, branco, formado em jornalismo, com identificação de gênero não binário e *queer* e orientação sexual bissexual. É de família de classe média, católica praticante. É o mais novo de uma prole de 4 filhos, sendo o único filho e único neto do sexo masculino. No momento do atendimento, residia com os pais e 2 irmãs em João Pessoa, Paraíba. Naquele período, não estava trabalhando nem estudando.

CENÁRIO DO CASO

Vitório procurou um terapeuta da abordagem cognitivo-comportamental por indicação de sua psiquiatra, devido a uma série de sintomas emocionais e comportamentais, incluindo tristeza, desesperança, baixa autoestima, sentimentos de culpa, apatia, afeto achatado, anedonia, isolamento e choro frequente. Esses sintomas começaram após ele pedir desligamento do emprego e voltar a morar com os pais alguns meses antes.

QUEIXA PRINCIPAL

"[...] Preciso aproveitar o presente sem me perder muito na minha cabeça [...] ela deixa as coisas mais difíceis do que elas são de fato [...] não tenho perspectiva de futuro, não tenho vontade de fazer nada, me sinto fraco, sozinho, um lixo [...] vivo uma vida que mal existe [...] não tenho perspectiva de futuro."

HISTÓRIA DA SITUAÇÃO ATUAL

Vitório se formou com láurea em uma renomada instituição e sempre foi um dos melhores alunos de sua turma. Após a graduação, conseguiu emprego em um grande veículo de comunicação em uma metrópole brasileira, um objetivo profissional almejado desde a graduação. Trabalhou lá por cerca de 3 anos e meio e relata ter sofrido diversos tipos de violências indiretas, sutis e veladas, muitas delas envolvendo questões de gênero, orientação sexual e xenofobia. Ele não se sentia valorizado, apoiado ou com possibilidades de ascensão na instituição.

Gradualmente, o emprego dos sonhos se transformou em um pesadelo. Apesar de manter 4 amigos próximos, sua rede de suporte na cidade era limitada. Essa situação foi aos poucos afetando sua motivação para continuar trabalhando. Foi também nesse período que o uso de maconha, antes restrito a episódios isolados, começou a aumentar em frequência e quantidade. No momento do atendimento, usava cerca de 2 g por dia. Refere que a maconha o ajudava a "não pensar" nos problemas.

Em um momento de estresse extremo, Vitório pediu desligamento da empresa e voltou a residir com os pais em João Pessoa. Lá, os sintomas depressivos se intensificaram ainda mais, e ele se sentia sem perspectiva de futuro, desesperançoso e cada vez mais isolado.

HISTÓRIA PREGRESSA

Vitório é o filho mais novo de uma família de classe média e católica praticante que vive em João Pessoa, capital da Paraíba, no Nordeste do Brasil. Ele é o único filho do sexo masculino entre 4 irmãos e frequentou o ensino fundamental em uma escola particular. Relata que evitava a educação física por sentir-se inadequado e que enfrentava dificuldades em disciplinas de exatas, apesar de ter um rendimento escolar satisfatório de forma geral. No ensino fundamental, desfrutava de uma rede de amigos sem inicialmente enfrentar episódios significativos de *bullying*. Ao longo do tempo, porém, começou a sentir-se diferente dos outros meninos, percebendo uma crescente desconexão que não conseguia compreender totalmente. "Parecia que tinha algo de errado, que os outros percebiam, mas eu não. Eu ficava isolado."

Esse processo de isolamento foi acompanhado por uma percepção de diferença em seu comportamento em relação aos colegas, exemplificado por situações como aguardar do lado de fora enquanto as meninas iam ao banheiro. "Era estranho, as meninas iam para o banheiro e eu ficava esperando na porta, parece que eu não tinha local, não me encaixava com os meninos nem com as meninas. Eu era diferente!" Nota-se que Vitório se sentia deslocado das atividades dos meninos e limitado pelas expectativas sociais de gênero.

No início da adolescência, passou a enfrentar situações de *bullying*. Recorda que o afastamento de seu único amigo heterossexual foi devido a comentários maldosos, o que marcou o início de um distanciamento gradual das amizades masculinas. "Ele se afastou porque falavam dele por andar comigo. A gente era criança... não tinha nada, absolutamente nada! Eram ridículos."

A pressão familiar para participar de esportes considerados "masculinos", como o futebol, que ele detestava, adicionou um contexto de conflito às suas experiências escolares, exacerbando o *bullying* com comentários sobre sua voz, sua falta de habilidade nos esportes e por ser frequentemente escolhido por último para fazer parte dos times. "Minha mãe se preocupava, eu só tinha amigas mulheres, frustrava a expectativa dela." Em algum momento no final da infância, o paciente foi encaminhado para terapia pelos pais com a finalidade de modular o comportamento e reduzir o comportamento indesejável (referindo-se a ser mais feminino). As expectativas familiares por uma masculinidade mais convencional e o engajamento em esportes foram contrastadas com sua preferência pelas artes e, mais tarde, pela exploração da maquiagem, praticada às escondidas durante as madrugadas. A sensação de distanciamento e isolamento era agravada pela constante sensação de abandono ao ver colegas sendo pontualmente buscados pelos pais, enquanto os seus costumavam se atrasar, além do distanciamento da família.

Apesar da solidão relatada no início do tratamento – possivelmente relacionada a questões de gênero e à falta de um relacionamento afetivo –, o paciente desenvolveu amizades duradouras e acolhedoras, marcadas por reciprocidade, que se mantinham até o momento.

Seu primeiro relacionamento afetivo ocorreu aos 14 anos com outro garoto. Mais tarde, por volta dos 15 anos, o paciente refere que conseguiu "sair do armário", o que não foi bem recebido pela família, por desafiar suas expectativas de masculinidade. Ele destaca o papel da psicóloga que o acompanhava na época, que lhe deu suporte para lidar com esse processo. Alguns anos depois, o paciente relatou um episódio de abuso sexual cometido por um ex-namorado. Esse evento deixou marcas de sofrimento profundas, que ele revivia intensamente sempre que abordava o assunto. Ele com frequência expressava o impacto devastador na sua capacidade de confiar nas pessoas, resumido em suas próprias palavras: "me tirou a possibilidade de confiar nas pessoas".

Durante o ensino superior em uma instituição renomada, destacou-se como o melhor aluno de sua turma, o que lhe garantiu uma bolsa para uma pós-graduação nos Estados Unidos. Ao retornar ao Brasil, alcançou o emprego almejado em um grande veículo de comunicação em São Paulo, onde trabalhou por aproximadamente 3 anos e meio. Durante esse período, enfrentou formas sutis e veladas de violência, especialmente relacionadas a gênero, orientação sexual e xenofobia, que minaram sua autoestima e senso de pertencimento à instituição, culminando em um pedido de demissão.

Após sua demissão, retornou a João Pessoa, onde enfrentou dificuldades significativas de adaptação. A transição foi marcada por uma sensação de perda da liberdade experimentada em São Paulo, onde podia expressar-se de maneira livre, por exemplo, incorporando peças culturalmente consideradas femininas às suas produções do dia a dia (como saias). Isso contrastava com a insegurança e a limitação que sentia na cidade dos pais, onde tinha medo de sair na rua e ser verbal e fisicamente agredido (apesar de sofrer episódios de preconceito velado, agressões físicas nunca ocorreram). Esse período foi caracterizado por uma rotina desestruturada, dormindo de dia e ficando acordado à noite, o que gerava preocupações familiares em relação ao seu bem-estar, estilo de vida e consumo de substâncias.

Os conflitos familiares intensificaram-se, particularmente com seu pai, que expressava descontentamento com a direção que sua vida estava tomando, levando o paciente a sentir-se incompreendido e rejeitado em comparação às irmãs mais velhas, todas bem-sucedidas na área jurídica. A reação do paciente foi:

> Foda-se, mais uma pessoa que não me conhece e não me vê como eu sou. Eles têm uma visão simplista de uma situação complexa. Eu não sou a pessoa que ele queria que eu fosse... Minhas irmãs têm vidas mais interessantes, minha família prefere ouvir o que elas têm a dizer. Eu me sinto rejeitado... me sinto sozinho nas situações em que preciso deles, não perguntam como eu estou, não tenho segurança. Eles são bem-intencionados, querem ajudar, mas não conseguem; acabam atrapalhando. Eles querem que eu trabalhe, mas não pensam na minha felicidade. Me tratam da mesma forma que fizeram quando eu me assumi, porque se frustraram... a vida que queriam para mim não se concretizou.

Apesar das tentativas familiares de se aproximar, esses esforços eram muitas vezes interpretados como críticas ao seu estilo de vida, aumentando sua sensação de isolamento.

Em alguns momentos, o paciente referia:

> Minha família me vê como um peso, um maconheiro preguiçoso que não faz nada. Eles não têm noção do que eu passei [...] eu sei que preciso trabalhar, mas não conseguiria se não significasse algo pra mim. É difícil, não me encaixo [...] as pessoas veem de forma superficial, tipo a Paris Hilton, que é mal compreendida e subestimada, mas é muito mais do que as pessoas veem [...]. Eu sei, as pessoas próximas me veem forte, inteligente, que aprende rápido, aberto e independente [...] mas eu não consigo mudar a minha realidade, não vejo perspectiva de futuro [...] me sinto deslocado, parece que habito uma realidade paralela, o mundo não tem espaço pra mim [...].

O paciente relatou momentos de ideação suicida no passado, embora sem planos concretos, destacando o papel crucial da terapia desde os 15 anos, inclusive no processo de "sair do armário", que foi mal recebido pela família, por desafiar suas expectativas de masculinidade. Durante a pandemia, seu consumo de maconha aumentou como forma de lidar com o tédio e a solidão, sem reconhecer a relação entre o uso e os sintomas amotivacionais.

Em relação aos relacionamentos afetivos, o paciente descreveu experiências anteriores como tóxicas, atribuídas à inexperiência e a padrões de comportamento não convencionais. Apesar de utilizar aplicativos de relacionamento, sentia-se frequentemente marginalizado pela própria comunidade de homens *gays*, devido à sua aparência física e às suas diferenças percebidas.

As questões de gênero continuam a ser uma presença constante, influenciando sua percepção de si mesmo e do mundo ao seu redor, manifestando-se em pensamentos como "sou diferente", "ninguém me entende" e "não há espaço para mim". Em vários momentos, expressou o desejo de ter um corpo mais feminino, considerando até o uso de hormônios, embora essa ideia não tenha sido desenvolvida posteriormente. "Acho que tenho uma dismorfia, meu corpo não me representa, tenho uma identidade mais feminina. Sempre procurei uma forma de expressar minha parte feminina."

Suas estratégias iniciais de enfrentamento, como evasão, intelectualização e perfeccionismo, deram lugar a uma sensação crônica de inadequação e julgamento, inicialmente evidente nas dinâmicas familiares e escolares e depois ampliada para outros contextos. Nas relações afetivas, enfrentava críticas frequentes e acusações de falta de empatia, o que contribuía para sentimentos de desvalorização e isolamento.

EXAME DAS FUNÇÕES MENTAIS RESUMIDO

No primeiro atendimento, Vitório apresentava-se lúcido, com atenção preservada e normovigil. Estava orientado tanto alopsíquica quanto autopsiquicamente, sem alterações da sensopercepção. Sua memória e inteligência eram consideradas dentro da média.

Vitório demonstrava um humor predominantemente deprimido e ansioso, com afeto irritável, algo lábil, em especial quando confrontado ou instigado a aprofundar tópicos. Seu pensamento era coerente, mas tendia à prolixidade e ao tangencial, incluindo ideias depreciativas e de desvalia, sem conteúdo suicida. O juízo crítico era parcialmente preservado.

Sua conduta era cordial, mas algo indiferente e evitativa, com contato ocular restrito, o que contrastava com momentos de maior labilidade afetiva, em que o paciente adotava uma postura mais afrontativa. Ele exibia uma expressão triste ou inexpressiva e apresentava-se algo agitado. Tinha barba bem-feita, contrastando com o rosto bem maquiado e as unhas pintadas de tons escuros descascados. Usava roupas em tons escuros, havia uma certa preocupação estética com a roupa, apesar do ar despojado, conferindo-lhe uma aparência excêntrica e andrógina.

Vitório referia passar a maior parte do tempo isolado em seu quarto, com contato restrito com a família, e relatava uso diário de *cannabis* e tabaco. Seu comportamento alimentar era restrito, sendo vegetariano com paladar infantil e alimentando-se apenas uma vez por dia. Sua fala era normal, embora ocasionalmente respondesse de forma superficial e monossilábica, às vezes revirando os olhos. O sono era irregular, passando a madrugada acordado e dormindo durante parte do dia. Referia relações sexuais eventuais com pessoas que conhecia em aplicativos.

HIPÓTESES DIAGNÓSTICAS

- Episódio depressivo maior (EDM)
- Transtorno de ansiedade generalizada (TAG)
- Transtorno por uso de substâncias – tabaco (TUS-Tabaco)
- Transtorno por uso de substâncias – maconha (TUS-Maconha)
- Transtorno de déficit de atenção/hiperatividade (TDAH – a investigar)
- Transtorno da personalidade *borderline* (TPB – a investigar)

AVALIAÇÃO E PLANO DE TRATAMENTO/ PLANO DE AÇÃO/PLANO TERAPÊUTICO SINGULAR (PTS)

1 **Estabelecimento de vínculo e escuta empática**
   - Criar um ambiente seguro para que Vitório se sinta confortável para compartilhar suas experiências e emoções.

2. **Avaliação dos sintomas depressivos e ansiosos**
   – Utilizar escalas de avaliação (Inventário de Ansiedade de Beck [BAI] e Inventário de Depressão de Beck [BDI]) para mensurar e monitorar a intensidade dos sintomas ao longo do tratamento.
3. **Trabalho multidisciplinar com psiquiatra**
   – Colaborar com a psiquiatria para garantir a adesão terapêutica e acompanhar os sinais e sintomas de forma contínua.
4. **Identificação e manejo das distorções cognitivas**
   – Psicoeducar Vitório sobre distorções cognitivas comuns (como pensamento catastrófico, raciocínio emocional, generalização e filtragem mental) e desenvolver estratégias para identificá-las e desafiá-las, utilizando o Questionário de Distorções Cognitivas (CD-Quest), por exemplo.
5. **Esbatimento dos sintomas depressivos e ansiosos**
   – Utilizar técnicas de terapia cognitivo-comportamental (TCC), como identificação e reestruturação de pensamentos automáticos negativos, para reduzir os sintomas de depressão e ansiedade. Por exemplo, questionamento socrático, seta ascendente.
6. **Estabelecimento de rotina mínima**
   – Implementar uma rotina diária estruturada, incluindo horários regulares de sono, higiene do sono, alimentação e atividades físicas leves.
7. **Entrevista motivacional focada nos TUS**
   – Explorar a ambivalência de Vitório em relação ao uso de maconha e de tabaco, ajudando-o a identificar motivações para a mudança e a desenvolver planos concretos. Esse é um aspecto central, pois muitos sintomas podem ser potencializados pelo consumo de *cannabis*.
8. **Diagnóstico diferencial de TDAH e TPB**
   – Avaliar sintomas adicionais que possam indicar TDAH, usando a Adult ADHD Self-Report Scale (ASRS), e confirmar TPB a partir da avaliação fatorial da personalidade.
9. **Identificação de metas realistas para fortalecer a autoeficácia**
   – Definir metas graduais e alcançáveis que possam melhorar a autoconfiança e o senso de realização de Vitório.
10. **Compreensão das questões de gênero**
    – Compreender como as questões de gênero moldaram o desenvolvimento de estratégias de enfrentamento de Vitório, proporcionando um apoio mais específico e adequado às suas necessidades. Isso também será importante para que as metas estabelecidas sejam realistas.
11. **Intervenção familiar com terapeuta de família**
    – Envolver os familiares para melhorar a compreensão e o apoio ao processo terapêutico de Vitório, reduzindo conflitos e aumentando o suporte emocional.
12. **Acompanhamento nutricional, endocrinológico e dermatológico**

- Trabalhar com profissionais especializados para abordar questões nutricionais e endocrinológicas, especialmente relacionadas a alterações hepáticas, alergias e preocupações com a imagem corporal.

EVOLUÇÃO DO CASO CLÍNICO

SITUAÇÃO INICIAL

Após o pedido de demissão, o paciente voltou a morar com os pais em João Pessoa, enfrentando dificuldades de adaptação e sintomas depressivos. Ele relatou:

> Lá em SP eu era livre, podia me maquiar, usar saia, ter minha vida, sair na rua sem medo de morrer [...] acho que eu pertencia àquele lugar, aqui não me sinto seguro. Vi meu sonho indo embora [...] antes eu era um pouco mais funcional, agora não, antes eu ria, eu tinha vontade de fazer as coisas, agora não tenho vontade de nada [...] não tenho futuro.

Ele também mencionou sentimentos de baixa autoestima e depreciação:

> Minha família me vê como um maconheiro preguiçoso que não faz nada. Eles não têm noção do que eu passei [...] eu sei que preciso trabalhar, mas não conseguiria se não significasse algo para mim [...] vi meu sonho se desfazer.

COMPORTAMENTO E SAÚDE MENTAL

O sono e a rotina estavam irregulares, e o consumo de substâncias era alto, o que confundia os sintomas relatados. O paciente apresentava características de evitação proeminente e muitas distorções cognitivas. O plano de ação inicial focou no fortalecimento do relacionamento terapêutico e na vinculação. Gradualmente, foram implementadas entrevistas motivacionais para substâncias psicoativas (SPAs), considerando que essas substâncias poderiam interferir nos sintomas relatados, impossibilitando um diagnóstico diferencial. O foco inicial incluiu a redução de sintomas depressivos e ansiosos, a regulação emocional, o encaminhamento para psiquiatra para avaliação e o acompanhamento regular, além do trabalho simultâneo em pontos de ancoragem na rotina do paciente (banho, alimentação, sono), fortalecendo a autoeficácia, reduzindo o isolamento e potencializando o envolvimento em metas significativas sociais, laborais e recreativas. Paralelamente, trabalhou-se com base na entrevista motivacional, visto que o paciente apresentava-se pré-contemplativo em relação ao uso de maconha e que a substância poderia potencializar os sintomas relatados.

USO DE SUBSTÂNCIAS

Em relação ao uso de maconha, o paciente passou por vários períodos de abstinência e recaídas, com motivação flutuante, abordada primeiramente com a entrevista motivacional e com a psicoeducação. Ele relatou:

> Eu fumo maconha porque não tenho o que fazer, fico entediado [...] antes eu usava uma vez por mês. Na pandemia, comecei a aumentar, foi muito difícil, estava sozinho em outra cidade, é como se fosse um remédio.

Com a evolução da terapia, o paciente começou a considerar reduzir o consumo de maconha. Após 3 meses, ele cogitou parar completamente. Em 5 meses, ele ainda se sentia atacado quando o assunto era abordado:

> Estou indo pro buraco, minha vida está uma merda, você quer focar na maconha e isso nem faz sentido [...] o que faz sentido é eu ter um emprego, sair da casa dos meus pais, ter renda e melhorar minha autoestima.

Alguns meses depois, o paciente começou a cogitar realizar uma parada, por perceber que alguns sintomas poderiam estar sendo potencializados pela substância. Além disso, estratégias de entrevista motivacional, psicoeducação, identificação de gatilhos e manejo da fissura foram essenciais. Durante o processo terapêutico, várias estratégias foram adotadas para a interrupção do uso da maconha, como se desfazer da maconha, da seda e do moedor, além de deletar o telefone do traficante. Os fatores de risco identificados incluíam sentir tédio, raiva ou tristeza, assistir a filmes e comer, bem como os momentos como antes de dormir e ao acordar. Durante a parada, os sintomas de abstinência foram intensos, com pensamentos de morte, emoções intensificadas e um sentimento de desesperança. Durante esse processo, o paciente abriu a situação para os amigos mais próximos, que forneceram apoio durante a abstinência. Após 3 tentativas de abstinência sem sucesso, na última, cerca de 1 mês após a parada, o paciente começou a organizar a rotina, relatando redução na ansiedade, melhora no sono e no ânimo. Ele referia pensar com mais clareza e demonstrava humor pela primeira vez, pedindo ajuda aos amigos e resistindo a situações de recaída, o que melhorou sua autoeficácia.

RELACIONAMENTOS

O paciente descreveu que seu humor melhora quando está se relacionando e deprime quando está sozinho. Ele reconhece a importância do grupo de amigos para sua saúde mental: "Me sinto nojento, carente e sozinho [...] vou morrer sozinho, nunca vou ter ninguém".

Ao falar sobre relacionamentos, o paciente expressava sentimentos de isolamento e inadequação:

> É difícil ser eu! *Queer*, deprimido [...] não tem ninguém parecido comigo que me entenda, me sinto o diferente do rolê [...] os *boys* do Grindr* são perversos com quem é diferente, eu não sou padrão, nem quero ser aceito por gente assim [...] não tenho poder nem sobre mim [...] me sinto perdido, vulnerável e com medo [...] não sou suficiente em nada, apesar do meu talento [...] grande parte dos meus problemas vem de ficar parado, mas não consigo [...] em casa, eu sinto tristeza, na rua, é mais ansiedade... parece que vou ser rejeitado a qualquer momento, simplesmente por existir.

RELACIONAMENTO COM A FAMÍLIA

Por um lado, o paciente se sentia constantemente pressionado e invalidado, mas, por outro, tinha dificuldade em pedir ajuda e se colocar em uma posição vulnerável:

> Eu não sei ser vulnerável [...] se eu sou confrontado, me sinto desvalorizado, então eu fujo [...] por muito tempo eu fingi que não me importava com os preconceitos relacionados a gênero. Era mais fácil! [...] quando eu era criança e expressava o que sentia, era rotulado como dramático e teatral.

Os pais do paciente foram encaminhados para terapia familiar para abordar questões de relacionamento e comunicação. Sobre isso, o paciente relatou: "Percebo mudanças, meus pais falam comigo, perguntam como estou, oferecem comida, me elogiam, me sinto validado, eles gostam de mim".

O acompanhamento familiar se mostrou fundamental para melhorar a adesão e a evolução do paciente.

---

* Grindr é o aplicativo de relacionamentos mais utilizado globalmente pela população LGBTQIAPN+. Embora seja predominantemente usado por homens *gays* e bissexuais, ele também é popular entre pessoas trans e *queer*.

INTERVENÇÕES E RESULTADOS

O plano de ação inicial focou no relacionamento terapêutico e na vinculação, implementando gradualmente a entrevista motivacional para lidar com o uso de substâncias. Houve encaminhamento para avaliação psiquiátrica regular e fortalecimento da autoeficácia do paciente, além de trabalho na rotina diária, como sono e alimentação.

Em algum momento da terapia, quando o paciente parecia não evoluir, relatou que uma das terapias anteriores o ajudou a sair do armário para os outros. Agora, percebe-se preso dentro de um armário para si mesmo:

> Preciso sair do armário, mas é para mim mesmo, para viver a minha vida, lidar com o medo das coisas novas, eu vivo preso dentro de mim [...] preciso ser mais proativo em algum momento [...] parece que estou falhando na terapia assim como na vida, parece que perdi a capacidade de ir atrás das coisas que são importantes para mim [...] eu tento mudar, mas parece que nada é suficiente.

Para tratar os sintomas depressivos, foi utilizado o modelo da TCC para depressão.

Após 1 ano e meio de acompanhamento, o paciente relatou progressos significativos:

> Parei com a maconha, estou namorando, estou trabalhando, fiz um curso, sigo perdido, mas não tão triste nem tão ansioso. Meu melhor período está sendo agora... estou me curando dos meus traumas.

Ele começou um curso e logo depois recebeu uma proposta de estágio, o que evoluiu para uma contratação. Realizou todo esse processo sozinho, e, gradualmente, sua rotina começou a se organizar. Ele passou a socializar mais com os colegas, o que ajudou a reduzir o isolamento e a melhorar sua autoeficácia e autoestima. Diante das mudanças, o paciente relatou:

> Sou resiliente e merecedor [...] minha família está orgulhosa e meus amigos estão felizes por mim [...] Trabalho, estou me sentindo mais confiante. Não é como se eu estivesse no mesmo lugar que antes, eu vejo um futuro!

Nota-se que o paciente apresentou uma significativa melhora em sua autoestima e autoeficácia, refletindo em um aumento na socialização, nos relacionamentos e no desenvolvimento de planos para o futuro. Ele não exibe mais sintomas depressivos, sua ansiedade é consideravelmente menor, e ele não tem pensamentos de morte. Embora a esquiva ainda persista em algum grau, ele consegue reconhecer esse comportamento e fazer movimentações em direção ao enfraquecimento desse esquema. O paciente tem se sentido mais confortável e confiante, mantendo o acompanhamento psicológico regular. No entanto, ainda enfrenta dificuldades em manter os cuidados com a saúde física, um tópico atualmente em foco nas sessões terapêuticas.

Algumas questões persistem, trazendo críticas e pontos relevantes para discussão. Recentemente, ele relatou uma experiência social marcante:

> Eu fui a uma festa, foram muitas emoções. Estava de saia, cheguei lá na fila e todas as pessoas estavam vestidas iguais, tudo padrãozinho, mas eu estava confortável com meu *look*. Dois meninos ficaram interessados em mim, a ponto dos meus amigos perceberem. Me senti desejado, foi legal, mesmo eu não sendo padrãozinho, tem gente que aprecia quem é diferente, como eu. Mas muitas vezes parece que não tem ninguém que me aprecia. Eu sei meu valor, mas parece que às vezes quem está ao redor não reconhece.

Essas reflexões destacam a dificuldade em lidar com a validação externa e a aceitação, especialmente em ambientes onde a conformidade estética é valorizada:

> O que faz uma pessoa dizer que não curte um afeminado? Qual é a construção social? Eu não quero e não preciso ser aprovado pelos *boys* padrão, eu me acho melhor que eles, porque acho que entendo melhor o que está por trás dessa necessidade que todo mundo tem de ser igual e renegar o diferente. São pessoas superficiais e limitadas.

Ele também expressa uma crítica ao superficialismo e à padronização presentes em plataformas de relacionamento:

> Acho que sou mais saudável que eles, quer dizer, fisicamente, eles são mais saudáveis que eu, ou não, eu sei quantas horas de academia ou bombas têm naqueles corpos. Entro no Grindr, e leio tudo que não é dito... qual academia frequentam, como se vestem, as frases típicas, o que pensam, o que fazem, o que falam, como se comportam...

Esses sentimentos revelam uma percepção aguçada sobre as dinâmicas sociais e os padrões estéticos, trazendo à tona a importância de discutir a construção social da aceitação e do valor pessoal, bem como os impactos da busca por validação em ambientes altamente normativos.

CONSIDERAÇÕES FINAIS

O paciente obteve avanços significativos ao longo do acompanhamento terapêutico, especialmente na redução do uso de substâncias, na melhoria na autoestima e no estabelecimento de uma rotina mais estável e organizada. As intervenções focadas na regulação emocional, no fortalecimento da autoeficácia e na melhoria das relações familiares foram fundamentais para esses progressos. Ele conseguiu interromper o uso de maconha, iniciou e manteve um relacionamento saudável, ingressou em um curso e foi contratado em uma área de interesse, o que reforçou sua autoestima e seu senso de realização. Questões de gênero atravessaram todo o processo terapêutico, forçando o terapeuta a estudar e compreender melhor o universo *queer*. Embora ainda existam desafios a serem enfrentados, como a manutenção dos cuidados com a saúde física, o paciente agora se sente mais preparado para lidar com as adversidades, fazendo planos para o futuro e mantendo o acompanhamento psicológico regular. Recentemente, o paciente refletiu sobre a importância de encontrar uma comunidade LGBTQIAPN+, com a qual se identifica, destacando que esse elemento foi fundamental para manter seu senso de pertencimento e sensação de suporte. Ele reconheceu que essa conexão contribuiu significativamente para sua saúde mental, proporcionando um ambiente acolhedor e solidário que o ajudou a lidar com seus desafios pessoais.

> **REFLEXÕES DOS AUTORES SOBRE O CASO CLÍNICO QUE PODEM E DEVEM SER CONTEXTUALIZADAS À LUZ DA LITERATURA CIENTÍFICA**

Após a apresentação do caso clínico, é essencial compreender o contexto mais amplo das identidades de gênero e das experiências vividas por pacientes de gênero não binário (o que será discutido mais profundamente no Capítulo 9) e *queer* à luz da literatura científica. Esta seção explorará aspectos conceituais e os desafios enfrentados por esses indivíduos. Serão abordadas as particularidades das questões de gênero e seu impacto na saúde mental e física, fornecendo uma base para entender as necessidades específicas dessa população.

O conceito de identidades de gênero fora do binário é recente na pesquisa, embora a ideia de um "terceiro gênero" ou identidades além de "masculino" e "feminino" exista há muito tempo, como exemplificado pelo deus grego Hermafrodito. Nos últimos 50 anos, diversos termos foram usados para descrever essas identidades, especialmente na América do Norte e na Europa, sem um consenso claro. Para uma melhor compreensão deste capítulo, alguns termos serão brevemente apresentados, assim como o contexto histórico em que surgiram.[1]

O termo "transgênero" designa indivíduos cuja identidade de gênero não corresponde ao gênero atribuído ao nascimento. Nem todos os transgênero possuem uma identidade binária (masculina ou feminina). Dessa forma, os termos "não binário" e "gênero *queer*" são utilizados para referir-se a pessoas que não se encaixam exclusivamente nas categorias normativas de gênero. Indivíduos não binários podem identificar-se com uma combinação de ambos os gêneros, com nenhum deles ou com um gênero diferente, posicionando-se além do binário tradicional (masculino ou feminino) ou rejeitando completamente a dicotomia de gênero.[2] Cabe ressaltar que o termo "não binário" é focado exclusivamente na identidade de gênero, não na orientação sexual.

O termo *"queer"* pode ser traduzido como estranho, excêntrico, raro ou extraordinário, mas também foi utilizado como insulto pejorativo para descrever homossexuais. Esse termo foi reapropriado por movimentos LGBTQIAPN+ para expressar uma perspectiva de oposição e contestação, desafiando a normalização compulsória da cis-heteronormatividade na sociedade e criticando até mesmo as políticas de identidade do movimento homossexual dominante.[3] *"Queer"* é um termo inclusivo que abrange uma ampla gama de identidades de gênero e orientações sexuais que não se enquadram nas normas heteronormativas e cisnormativas. As diferenças entre os termos *"queer"* e "não binário" são apresentadas no Quadro 6.1.

A expressão "teoria *queer*" foi cunhada por Teresa de Lauretis na década de 1990 com o intuito de desafiar as concepções científicas sobre identidades *gays* e lésbicas, utilizando *"queer"* de maneira intencionalmente provocativa. A teoria *queer* busca problematizar verdades universais e examinar as relações de poder que sustentam os conhecimentos hegemônicos, resistindo a definições fixas e promovendo constante revisão. Em vez de uma teoria unificada, ela constitui um conjunto de princípios que questionam normas e estruturas dominantes, enfatizando a fluidez e a indeterminação das identidades sexuais e de gênero.[4]

A teoria *queer* problematiza a construção de identidades de gênero e da sexualidade, entendendo a sexualidade como uma criação social e culturalmente variável, historicamente mutável e politicamente significativa. Diferentemente de outras abordagens, ela enfatiza as relações de poder assimétricas entre categorias sexuais. Ao desafiar entendimentos essencialistas e universalistas de identidade, ela as vê como construções discursivas moldadas por práticas de poder e conhecimento. As identidades são múltiplas, fluidas e interseccionais, envolvendo orientação sexual, raça, classe, gênero e outros fatores interligados. A teoria *queer* resiste à normalização e à categorização rígidas, promovendo a constante desestabilização das identidades para questionar estruturas hegemônicas.[4] Em suma, a política *queer* desafia

QUADRO 6.1
DIFERENÇAS ENTRE OS TERMOS "*QUEER*" E "NÃO BINÁRIO"

Queer	Não binário
Definição abrangente: "*Queer*" é um termo inclusivo que abrange uma ampla gama de identidades de gênero e orientações sexuais que não se enquadram nas normas heteronormativas e cisnormativas.	**Definição específica:** "Não binário" refere-se a identidades de gênero que não se encaixam exclusivamente nas categorias tradicionais de masculino ou feminino.
História: Originalmente um insulto pejorativo, foi reapropriado por movimentos LGBTQIAPN+ para desafiar a cis-heteronormatividade e a rigidez das identidades de gênero e orientação sexual.	**Gênero:** Inclui pessoas que podem se identificar com ambos os gêneros, nenhum dos gêneros, ou um gênero diferente que não é estritamente masculino ou feminino.
Uso: Pode ser usado para descrever identidades de orientações sexuais e de gênero que desafiam as normas convencionais.	**Uso:** É focado exclusivamente na identidade de gênero, não na orientação sexual.

a lógica binária heterossexual/homossexual, homem/mulher e propõe uma análise desconstrutiva das categorias de identidade sexual e de gênero, buscando desestabilizar hierarquias sociais e desafiar categorias dominantes.[3]

As violências evidenciadas no caso clínico estão em consonância com a literatura prévia. Minorias sexuais e de gênero sofrem taxas mais elevadas de discriminação e violência em comparação aos seus pares cisgênero e heterossexuais, frequentemente começando no ambiente familiar. Em casa, lésbicas, *gays*, bissexuais, transgênero e *queer* frequentemente enfrentam microagressões, formas sutis de discriminação manifestadas por meio de desrespeitos verbais ou comportamentais diários contra indivíduos de grupos oprimidos. Três temas específicos destacam-se: a legitimidade familiar, conflitos com valores familiares e a violação de gênero dentro da família.[5] Essas microagressões estão positivamente associadas a diversos desfechos negativos em saúde, como depressão, tentativas de suicídio e uso de *cannabis*.[6]

A violência sexual relatada pelo paciente não é um caso isolado. Está bem descrito que *gays*, bissexuais e *queer* vivenciam taxas significativamente altas de violência de parceria íntima e agressão sexual.[7] Um estudo australiano demonstrou que uma proporção considerável de homens (3 em cada 5) identificou que havia vivenciado um relacionamento não saudável ou abusivo no passado, com notificação mínima à polícia ou aos serviços de saúde.[7]

A estigmatização não é restrita à família e à sociedade, também impacta os cuidados de saúde. A literatura descreve que indivíduos *queer* enfrentam mais estigma e preconceito em ambientes de saúde do que seus pares heterossexuais e cisgênero. Isso reduz a probabilidade de continuidade do acompanhamento, aumenta a desconfiança no sistema de saúde e leva à relutância em revelar suas identidades aos provedores, resultando em piores desfechos de saúde.[8] Além disso, os indivíduos não binários e os *queer* enfrentam mais resultados negativos de saúde, como automutilação, uso de drogas, tabagismo, ansiedade, depressão, baixa autoestima e dificuldades para acessar serviços de saúde, incluindo terapia hormonal e atendimento de afirmação trans.[2]

Em relação ao uso de substâncias, a teoria da automedicação pode fornecer *insights* valiosos para compreender o caso. Essa teoria sugere que indivíduos, incluindo pacientes *queer* com histórico de sofrimento mental, como traumas e depressão, recorrem às drogas para aliviar estados afetivos dolorosos. Esses pacientes frequentemente enfrentam dificuldades em regular as emoções e a autoestima, o que os leva a buscar substâncias como uma forma de autorregulação. As drogas proporcionam alívio temporário de sentimentos dolorosos e ajudam a controlar emoções confusas. Observações clínicas e estudos indicam que estados de sofrimento são determinantes significativos no uso e na dependência de substâncias, especialmente em contextos de trauma e depressão.[9] Esses aspectos são essenciais para uma compreensão profunda do caso e para a definição da abordagem terapêutica.

Outro elemento que precisa ser considerado é que muitos pacientes *queer* também relatam experiências negativas com profissionais da saúde que os abordam a partir de um conceito binário de identidade trans. A maioria dos estudos sobre esses tópicos foi conduzida em países desenvolvidos, deixando uma lacuna no entendimento das experiências de indivíduos *queer* e de gênero não binário em contextos socioculturais diversos.[2]

Cabe destacar que, embora tenha havido avanços na compreensão das necessidades de saúde dessa população, muitas pesquisas ainda tratam os indivíduos transgênero como um grupo homogêneo ou os estratificam apenas com base no espectro de gênero. Essa abordagem pode ser enviesada, uma vez que estudos mostram que o desenvolvimento da identidade transgênero binária difere do desenvolvimento de identidades não binárias e gênero *queer*. Indivíduos não binários e gênero *queer* constituem uma população específica, com necessidades de saúde e experiências de cuidado médico distintas, exigindo uma atenção diferenciada na assistência à saúde. Apesar de as pesquisas ainda serem limitadas, há evidências significativas de que indivíduos *queer* e de gênero não binário apresentam menor qualidade de vida e maiores níveis de sofrimento psicológico em comparação com seus pares transgênero binários e cisgênero. Jovens *queer* e de gênero *queer* enfrentam desafios específicos no desenvolvimento de sua identidade, como dificuldades de compreensão, sentimentos de invalidação, gestão do estigma internalizado e a necessidade de encontrar categorias de linguagem adequadas para descrever suas experiências.[2]

Um documento recente do Colégio Americano de Médicos destaca as disparidades de saúde e acesso enfrentadas pela população LGBTQIAPN+, enfatizando a necessidade de que profissionais da saúde se oponham a políticas discriminatórias. Embora reconheça os avanços na redução dessas disparidades, o texto destaca que novos desafios continuam a surgir. O colégio recomenda a proteção ao direito de todos participarem da vida pública sem discriminação por identidade de gênero ou orientação sexual e a adoção de políticas inclusivas baseadas em evidências. Reafirma-se o compromisso de promover acesso equitativo a cuidados de saúde de qualidade, reconhecendo as necessidades distintas e as particularidades da atenção à saúde voltada a essas populações, sem discriminação.[10]

Ao considerar o caso clínico apresentado, é evidente a necessidade de uma abordagem sensível e informada para atender às demandas específicas de indivíduos *queer*. Reconhecer e abordar as disparidades na saúde e os desafios únicos enfrentados por indivíduos *queer* é crucial para promover um cuidado inclusivo e eficaz. Os profissionais da saúde devem se empenhar em criar ambientes acolhedores e sem discriminação, adotando políticas baseadas em evidências que respeitem e afirmem as identidades de todos os pacientes, garantindo, assim, a equidade no acesso aos cuidados de saúde.

Mensagens para levar para casa

Influência das questões de gênero em diversas esferas da vida: as questões de gênero podem não ser a demanda principal na busca por tratamento, mas influenciam diversas esferas da vida do paciente. Elas permeiam a forma como o indivíduo se vê, vê os outros e o mundo, impactando a saúde mental, as relações interpessoais, a capacidade de encontrar e manter um emprego e as relações familiares. O reconhecimento e a abordagem dessas questões são essenciais para um tratamento eficaz e completo.

Desafios de identidade e aceitação familiar: a literatura descreve que indivíduos não binários enfrentam dificuldades significativas de aceitação familiar, especialmente em contextos religiosos e conservadores. A pressão para se conformar a papéis de gênero tradicionais e a rejeição de sua identidade e orientação sexual podem contribuir para um sentimento profundo de inadequação e isolamento. É crucial engajar a família no tratamento, pois uma abordagem restrita ao paciente pode reforçar esquemas desadaptativos.

Impacto da discriminação e retraumatização: indivíduos *queer* frequentemente sofrem diversas formas de violência psicológica, física e sexual. A exposição contínua a situações que remetam a traumas anteriores, como a discriminação constante, pode levar à retraumatização. Essas experiências afetam a autoestima, a autoeficácia e o senso de pertencimento, deteriorando a saúde mental e levando ao surgimento de transtornos mentais. A revivência de eventos traumáticos pode ocorrer em ambientes que deveriam ser seguros, complicando ainda mais o quadro clínico e requerendo uma abordagem terapêutica sensível e informada.

Efeitos nocivos do isolamento e estigma: o isolamento pode ser uma estratégia disfuncional para lidar com o estigma e o sofrimento. Isso pode agravar sintomas depressivos e ansiosos, além de potencializar o uso de substâncias como automedicação. O estigma e a falta de apoio familiar exacerbam o sentimento de desesperança e solidão, aumentando o uso de substâncias como forma de fuga.

Relações afetivas e rejeição na comunidade LGBTQIAPN+: muitos pacientes não binários enfrentam preconceitos mesmo dentro da comunidade LGBTQIAPN+ devido à sua aparência física, às diferenças percebidas e ao padrão físico frequentemente distinto do estereótipo valorizado. Isso contribui para a sensação de desvalorização, para a dificuldade de encontrar apoio genuíno e inclusivo e para o enfraquecimento do sentimento de pertencimento.

REFERÊNCIAS

1. Thorne N, Yip AK, Bouman WP, Marshall E, Arcelus J. The terminology of identities between, outside and beyond the gender binary: a systematic review. Int J Transgend. 2019;20(2-3):138-54.

2. Scandurra C, Mezza F, Maldonato NM, Bottone M, Bochicchio V, Valerio P, et al. Health of non-binary and genderqueer people: a systematic review. Front Psychol. 2019;10:1453.

3. Louro GL. Teoria queer: uma política pós-identitária para a educação. Estud Femin. 2001;9(2):541-53.

4. Souza EM. A teoria queer e os estudos organizacionais: revisando conceitos sobre identidade. Rev Admin Contemp. 2017;21(3):308-26.

5. Haines KM, Boyer CR, Giovanazzi C, Galupo MP. "Not a real family": microaggressions directed toward LGBTQ families. J Homosex. 2018;65(9):1138-51.

6. DeSon JJ, Andover MS. Microaggressions toward sexual and gender minority emerging adults: an updated systematic review of psychological correlates and outcomes and the role of intersectionality. LGBT Health. 2024;11(4):249-68.

7. Salter M, Robinson K, Ullman J, Denson N, Ovenden G, Noonan K, et al. Gay, bisexual, and queer men's attitudes and understandings of intimate partner violence and sexual assault. J Interpers Violence. 2021;36(23-24):11630-57.

8. Carpenter E. "The health system just wasn't built for us": queer cisgender women and gender expansive individuals' strategies for navigating reproductive health care. Womens Health Issues. 2021;31(5):478-84.

9. Serchen J, Hilden DR, Beachy MW; Health and Public Policy Committee of the American College of Physicians. Lesbian, gay, bisexual, transgender, queer, and other sexual and gender minority health disparities: a position paper from the American College of Physicians. Ann Intern Med. 2024.

10. Khantzian EJ. The self-medication hypothesis of substance use disorders: a reconsideration and recent applications. Harv Rev Psychiatry. 1997;4(5):231-44.

7
INTERSEXUAIS

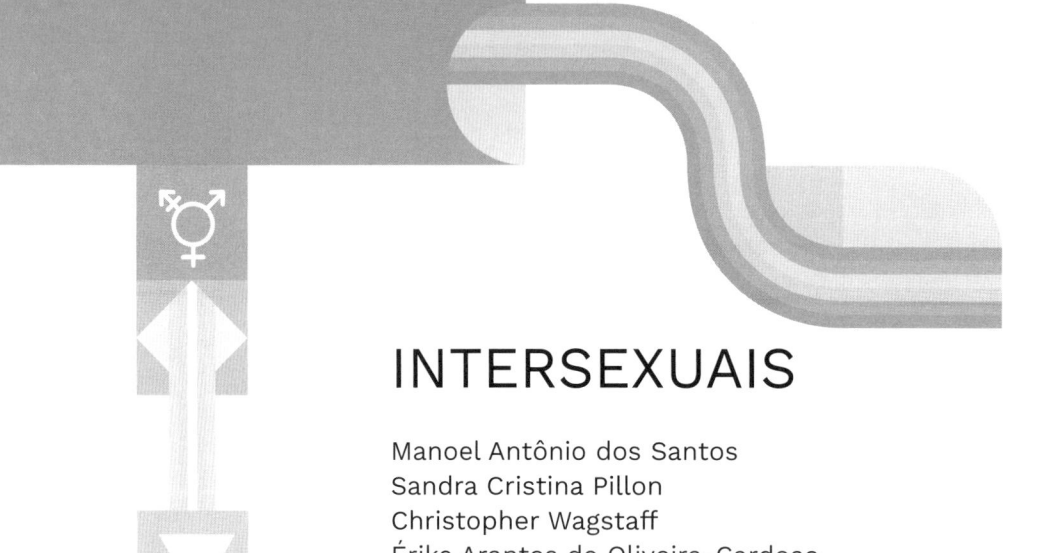

Manoel Antônio dos Santos
Sandra Cristina Pillon
Christopher Wagstaff
Érika Arantes de Oliveira-Cardoso

A clínica da intersexualidade impõe uma série de desafios para os profissionais de saúde. Este capítulo apresenta um caso clínico com o intuito de oferecer reflexões que possam subsidiar recomendações e diretrizes terapêuticas que contemplem situações que são comumente encontradas no âmbito da assistência à saúde às pessoas intersexo.

Caso clínico
"SINTO QUE TEM ALGO ERRADO COMIGO."

IDENTIFICAÇÃO

Mariana, 14 anos, é uma adolescente negra, que cursa o 9º ano do ensino fundamental em uma escola particular. Sua família é formada por pai, mãe, ela e seu irmão de 9 anos. O pai, José, é bancário, e a mãe, Carla, é assistente social. A família reside em um condomínio de classe média alta de uma cidade do interior na região Sudeste do País. Mariana nasceu com uma condição de intersexualidade, e a equipe médica, juntamente com os pais, optou pela designação do sexo biológico feminino.

CENÁRIO DO CASO

Aos 2 anos, Mariana foi diagnosticada com a condição de intersexualidade. Após a puberdade, aos 12 anos, Mariana começou a manifestar seu incômodo com as diferenças que percebia entre seu corpo e o das demais meninas. Desde então, tem buscado insistentemente respostas junto à mãe. Carla solicitou orientação do pediatra de Mariana sobre a melhor forma de conversar com a filha sobre sua condição clínica, até porque esse seria o momento para avaliar a indicação ou não do uso de hormônios. O pediatra encaminhou o caso para atendimento psicológico.

QUEIXA PRINCIPAL

Os pais acataram a sugestão e buscaram atendimento psicológico. Para a entrevista inicial, foram convidados primeiramente os pais. Apenas a mãe compareceu à consulta com a psicóloga e justificou a ausência do marido devido a um compromisso no trabalho. Como motivo principal que desencadeou a busca de ajuda psicológica, a mãe relatou: "Estou me sentido perdida... ela está me questionando por que não menstruou ainda... fica se sentindo inferior às outras meninas, amigas dela. Nessa fase, elas se comparam muito".

Ao ser questionada sobre como a filha se sentia em relação ao que estava acontecendo, a mãe respondeu:

> Nem sei... eu sabia que uma hora ou outra isso ia acontecer... tem horas que me dá até um certo alívio, porque era como se fosse uma bomba-relógio prestes a explodir. Como provar para ela que ela é mulher, mesmo sem ovário e útero? Minha preocupação é essa: que ela entenda que não é menos mulher por isso.

HISTÓRIA DA SITUAÇÃO ATUAL

Na entrevista inicial com Mariana, a adolescente apresentou uma postura tímida e insegura, evitando o contato visual e mantendo-se retraída. Inicialmente, disse que não sabia por que estava em uma consulta psicológica e que pensou que a mãe a levaria a um ginecologista.

Ao ser questionada sobre o motivo pelo qual queria ser avaliada por esse especialista (ginecologista), Mariana disse:

> Sinto que tem algo errado comigo, e não é só por não ter menstruado. É também por isso, mas porque toda vez que toco no assunto, percebo que meus pais fogem do assunto. Meu pai fala que isso não é conversa para eu ter com ele, porque ele é homem, e minha mãe só me enrola.

Quanto indagada se tinha alguma ideia do que poderia estar acontecendo, ela responde que acha que pode ter uma doença grave, como um câncer no ovário ou no útero. Para além dessa queixa, Mariana relata que havia começado a ter dificuldade com o sono e que, além da insônia, seu apetite havia diminuído, ocasionando a perda de 5 kg nos últimos 3 meses.

HISTÓRIA PREGRESSA

Carla afirma que teve uma gestação tranquila e que Mariana nasceu de 39 semanas, por via cirúrgica, sem intercorrências. A condição clínica da filha não passou despercebida do médico, que constatou que a bebê apresentava uma genitália atípica. A complexidade da designação sexual em crianças intersexo nem sempre é bem compreendida pelos profissionais da saúde. Os pais optaram por criar Mariana como uma menina e desde então nunca comentaram nada sobre essa questão com a filha. O assunto permaneceu velado e se tornou um segredo familiar muito bem guardado pelos pais.

A mãe afirma que a infância de Mariana foi marcada por diversas hospitalizações para a realização de cirurgias genitais corretivas, mas que a filha não compreendia nem questionava o porquê de tais intervenções. Carla e José vivenciaram com grande sofrimento o quadro da filha, temendo complicações físicas e sofrimento emocional no futuro, uma vez que Mariana teria de lidar com importantes restrições ligadas ao feminino, como não menstruar e a impossibilidade de ter filhos biológicos.

O modo como os pais enfrentaram essa situação foi "tentando não pensar muito... vivendo o presente e acreditando em um milagre, uma descoberta revolucionária da ciência em poucos anos". Mariana foi descrita como uma criança doce e obediente, boa aluna, muito tranquila em casa e com ótimo relacionamento com o irmão mais novo.

HISTÓRIA FAMILIAR

A gravidez de Mariana foi programada e muito desejada pelos pais. Carla teve dificuldades em engravidar, tendo demorado 3 anos para que a primeira gravidez ocorresse:

> Mariana foi amada desde antes de existir, a gente queria muito. É interessante porque a gente não queria saber o sexo do bebê, o enxoval foi todo neutro, porque queríamos que fosse surpresa. Hoje tem chá revelação, as pessoas já escolhem os nomes antes de o bebê nascer. A gente não quis isso... parece que já sentia que seria diferente.

Quando Mariana nasceu, os pais souberam que havia algo diferente com ela. A princípio, não entenderam bem o que era a intersexualidade e quais seriam as implicações para filha. Mas, naquela época, se sentiram acolhidos e seguros com a equipe de saúde.

No momento atual, Carla afirma estar se sentido perdida, sobrecarregada e insegura. Relata que a escolha pelo gênero feminino foi acertada, porque Mariana nunca questionou esse fato, identificando-se "desde sempre com o ser menina".

HISTÓRIA SOCIAL/HÁBITOS DE VIDA

À consulta, Mariana descreveu sua vida social como normal. Informou ter amigos e que estava começando um namoro com um colega de aula. Pareceu estar bem adaptada à escola e relatou bom rendimento nas tarefas acadêmicas. Descreveu-se como uma pessoa tímida, em especial no contato com pessoas desconhecidas. Com o grupo de amigos mais próximos, conseguia se expressar melhor.

Relatou que estudava em período integral e que fazia aulas de inglês e natação nos finais de semana. Gostava de ler e de ouvir música, sentindo necessidade de ficar algumas horas sozinha em seu quarto para relaxar. Mariana percebia que seu estado de humor estava diferente nos últimos tempos e que se sentia mais irritada e sem paciência em algumas situações. Disse que achava que essa alteração se devia à tensão pré-menstrual (TPM), mas que nunca acontecia de ficar menstruada.

Mariana relatou ainda que frequentava a missa todos os domingos, apresentando-se como católica praticante e mencionando gostar muito do grupo de jovens de sua igreja.

DESENVOLVIMENTO

Após a realização das entrevistas com Carla e Mariana, foi possível perceber, por um lado, a dificuldade dos pais em ter uma conversa franca sobre as questões da intersexualidade com a filha. As dificuldades ficaram patentes pelo modo como optaram pela manutenção do segredo familiar durante todo o percurso de desenvolvimento e crescimento da filha. Por outro, ficou cada vez mais evidente para os pais a necessidade de manterem esse diálogo com a filha naquele momento crítico do desenvolvimento, especialmente após a sua entrada na puberdade. Também foi possível constatar na dinâmica da díade mãe–filha uma relação de proximidade e confiança, um componente considerado importante para que a comunicação pudesse acontecer de modo sensível e cuidadoso, centrando-se nas necessidades psicológicas da filha.

AVALIAÇÃO E PLANO DE TRATAMENTO

Foi estabelecido um plano de ação terapêutica, que compreendeu o planejamento de 4 sessões de orientação com a mãe, 1 sessão conjunta (mãe e filha) e acompanhamento psicológico individual (sem tempo determinado) de Mariana.

O eixo norteador da orientação foi favorecer reflexões sobre o significado da revelação sobre a intersexualidade como um ato de amor e cuidado parental. Nas conversas com a mãe, suas fantasias conscientes e inconscientes sobre os possíveis efeitos da revelação foram a tônica das sessões. Foram ponderados os eventuais riscos e benefícios não apenas para Mariana, mas para a saúde psíquica de toda a família, com prováveis ressonâncias positivas na dinâmica das relações familiares. No final do processo de orientação – e a pedido da mãe – ficou decidido que a comunicação ocorreria na presença (e com a ajuda) da psicóloga que a acompanhou nesse processo de execução do plano terapêutico.

EVOLUÇÃO

No decorrer das sessões de orientação, Carla pôde tomar contato com seus receios e sentimentos de insegurança, despertados pelas fantasias inconscientes suscitadas pela possibilidade/necessidade de contar para a filha sobre a intersexualidade. Por outro lado, ela pôde se apropriar também de suas potencialidades e de sua capacidade de maternar, acolher e ajudar a filha a lidar com o processo de tomada de consciência.

Na última sessão, a mãe refletiu:

> Acho que meu medo maior era de eu mesma não conseguir ver que ela é uma mulher... que ser XY, XX, não importa, ser mulher é muito mais do que isso, e ela será uma grande mulher, com características próprias, é claro, mas uma grande mulher.

No dia marcado para a comunicação sobre a intersexualidade, poucas horas antes, Carla enviou uma mensagem dizendo estar mais nervosa do que pensava que estaria nesse momento, mas que estava esperançosa de que as coisas se tornassem mais fáceis depois de a verdade ser esclarecida.

Na sessão conjunta com a filha, Carla iniciou narrando que Mariana nascera diferente das demais meninas, que descobriram uma condição genética diferente, e por isso ela teve que fazer algumas cirurgias durante a infância. Com um tom de voz suave e amoroso, contou que Mariana era uma menina diferente das outras meninas, mas que isso não queria dizer que era inferior, pelo contrário, significava que ela era especial e que tinha uma condição rara, que fazia dela uma mulher especial.

Mariana escutou com atenção, disse que precisava de um tempo para entender e assimilar tudo, mas que era bom, finalmente, ter a possibilidade de compreender que ela era realmente diferente, que o que sentia não era "uma loucura da cabeça" dela.

DESDOBRAMENTOS/MANEJO/CONDUTA

Mariana foi atendida em psicoterapia individual por 2 anos, com frequência de 1 vez por semana, dentro de uma abordagem psicanalítica.

As primeiras sessões foram voltadas à compreensão das ressonâncias emocionais do seu quadro, fomentando reflexões sobre os sentidos e significados de receber a notícia da intersexualidade e abrindo para discussões sobre as eventuais limitações e possibilidades da condição de intersexualidade, com foco nas vivências subjetivas, explorando modos de potencializar ressignificações. Em decorrência dessas posturas e estratégias adotadas na condução do processo psicoterapêutico, com o decorrer do tempo Mariana começou a se apropriar cada vez mais das questões subjetivas e a pensar sobre o que, para ela, significava ser mulher e o que define o feminino em nossa cultura, buscando situar o lugar que ela, como pessoa intersexo, ocupa no mundo.

A adolescente foi encorajada a buscar conhecimento e a ouvir diferentes perspectivas sobre o assunto de pessoas de sua confiança. Sua mãe a levou a um endocrinologista para que ela pudesse esclarecer abertamente suas dúvidas clínicas e se sentisse à vontade para abordar as questões relacionadas ao uso de hormônios. Mariana contou que se sentiu acolhida, ouvida e respeitada durante a consulta com esse profissional e relatou sua satisfação com a atitude sensível da mãe.

Durante as sessões, Mariana compartilhou que havia procurado o pároco da igreja que frequentava para conversarem sobre sua condição e, de forma semelhante à experiência que teve com o médico, sentiu-se acolhida, principalmente por não ter sido "julgada".

Mariana também resolveu confidenciar sobre o seu momento para a coordenadora pedagógica de sua escola, pedindo para que ela fosse discreta em relação a isso. Afirma que ter conversado anteriormente com o padre lhe deu coragem para falar com outras figuras que tinham um papel significativo na sua vida.

Na psicoterapia, alternava momentos de questionamento sobre por que aquilo estava acontecendo com ela com o reconhecimento da necessidade de se reorganizar psiquicamente e de refazer alguns planos futuros. Também mostrou momentos em que oscilava entre a dificuldade em decidir para quem poderia contar sobre seu quadro clínico e como seria essa conversa, e momentos em que se sentia encorajada, potente e apropriada, mostrando-se em franco amadurecimento emocional, podendo fazer bom uso de seus recursos psíquicos para lidar com as novas questões que emergiam.

Encontrou nas redes sociais uma associação constituída por pessoas com o mesmo diagnóstico, que se tornou um espaço de troca de informações e fortalecimento da autoestima, a partir da constatação de que não era a única pessoa a vivenciar esse tipo de experiência. Após 2 anos de atendimento psicológico, Mariana encontrava-se em condição de receber alta da psicoterapia, mostrando ter recursos emocionais para lidar com os desafios atuais relacionados ao seu estágio de desenvolvimento.

REFLEXÕES DOS AUTORES

Este relato de experiência ressalta a importância de oferecer uma abordagem sensível e inclusiva no trabalho com adolescentes intersexo. Começando pelo preparo da família para a comunicação da condição para a paciente, que exigiu uma orientação prévia da mãe, a possibilidade de estar presente nesse momento e o reasseguramento de que a paciente será acompanhada regularmente depois da revelação. Merece atenção também a possibilidade/necessidade de utilizar outras fontes de apoio externas, como a equipe de saúde e espiritual/religiosa, considerando a paciente na sua integralidade.

RECOMENDAÇÕES/CONSIDERAÇÕES FINAIS

É fundamental que os profissionais da saúde, em especial os da saúde mental, estejam cientes das complexidades inerentes à condição intersexo e adotem uma abordagem sensível ao atuarem com adolescentes intersexo, ajudando-os a explorar sua identidade em formação. O apoio emocional, oferecido de forma compreensiva e empática, pode exercer um papel significativo na promoção do bem-estar emocional tanto da pessoa que vivencia a intersexualidade quanto do de seus familiares, contribuindo para que ela desenvolva a autoaceitação e se orgulhe de ser quem é.

A escola também deve ser envolvida no processo de promoção da inclusão, de modo a educar alunos e professores a respeito das questões de respeito à diversidade e aos direitos da população LGBTQIAPN+, como forma de combater o *bullying* e outras expressões de discriminação. Esses temas precisam ser entendidos como de interesse e de responsabilidade de toda a comunidade, e não apenas das pessoas que se identificam como LGBTQIAPN+ e suas famílias.

O profissional deve compartilhar informações sobre grupos de suporte à comunidade LGBTQIAPN+, incluindo o acesso a organizações de defesa dos direitos de cidadania e de proteção à dignidade humana. Também deve incentivar a busca de outros recursos nos quais a pessoa possa encontrar suporte adicional para enfrentar as pressões do ambiente e entrar em contato com outros indivíduos que vivenciam experiências semelhantes, buscando fortalecer seu senso de pertencimento.

Mensagens para levar para casa

> A compreensão sensível das questões suscitadas pela vivência da intersexualidade é crucial na prática clínica com adolescentes, fornecendo um ambiente seguro e estável de sustentação emocional (*holding*) que favoreça o desenvolvimento de seu ego. A oferta contínua de um espaço protegido é uma condição imprescindível para potencializar ferramentas que podem promover a autoestima e mitigar vulnerabilidades.

> A abordagem psicanalítica pode oferecer uma oportunidade única para explorar os conflitos emocionais e desenvolver os recursos internos de adolescentes intersexo.

> A família deve ser valorizada como peça fundamental do cuidado, necessitando, para tanto, receber suporte emocional e orientação na medida de suas necessidades, respeitando-se os limites éticos e legais da confidencialidade que protege o material clínico do adolescente.

> O psicoterapeuta deve buscar sensibilizar e envolver os pais no processo psicoterapêutico, acompanhando e esclarecendo suas dúvidas e questionamentos, contribuindo nos momentos de tomada de decisão e reforçando a importância do engajamento no processo terapêutico para auxiliar o adolescente a lidar com seus desafios e a desenvolver uma identidade saudável.

> Sendo uma condição que envolve diferentes aspectos da vida do paciente, é importante estruturar um plano terapêutico que leve em consideração outras esferas de seu cotidiano, tais como escola, filiação religiosa, círculo de amizades e outras pessoas com vivências semelhantes, além do apoio de profissionais da saúde e da educação.

LEITURAS RECOMENDADAS

Boffi LC, Campelo FG, Oliveira-Cardoso EA, Santos MA. Construindo caminhos para os estudos de gênero na psicologia: a experiência do VIDEVERSO – Grupo de Ação e Pesquisa em Diversidade Sexual e de Gênero. In: Silva SMP, Moura JF, organizadores. Corpos, gêneros e sexualidades nas ciências humanas e sociais. São Luís: EDUFMA; 2023. p. 340-60.

Gaudenzi P. Intersexualidade: entre saberes e intervenções. Cad Saude Publica. 2018;34(1):e00000217.

Guimarães A, Barboza HH. Designação sexual em crianças intersexo: uma breve análise dos casos de "genitália ambígua". Cad Saude Publica. 2014;30(10):2177-86.

Santos AL. Para lá do binarismo? O intersexo como desafio epistemológico e político. Rev Crit Cienc Soc. 2013;(102):3-20.

Santos MD, Araujo TC. Estudos e pesquisas sobre a intersexualidade: uma análise sistemática da literatura especializada. Psicol Reflexão Crít. 2008;21(2):267-74.

8

ASSEXUAIS

Amilton dos Santos Júnior
Caio Henrique de Souza Ferreira Berdeville
Kamila Baruque Bignotto

Caso clínico
"EU SOU CIS, SOU HÉTERO E TAMBÉM SOU LGBTQIAPN+."

IDENTIFICAÇÃO

Kevin é um jovem cisgênero de 21 anos, namora há 1 ano, é branco, procedente da zona urbana de uma cidade do interior de São Paulo, estudante, com ensino médio completo, fazendo "cursinho" para prestar vestibular para arquitetura e urbanismo. É filho único, proveniente de uma família de classe média baixa. Seu pai é violinista e sua mãe, dançarina. Trabalha meio período por dia útil como auxiliar de escritório em uma empresa da cidade há 2 anos. Não tem religião. Não é uma pessoa com quaisquer deficiências, tem hábitos de vida saudáveis, nega uso de substâncias psicoativas, tem diversos amigos e gosta muito de jogar vôlei e *videogame*. Veste-se com jeans, sapatos e camisa branca, pois veio à consulta diretamente do trabalho.

CENÁRIO DO CASO

Kevin procura espontaneamente o Centro de Saúde de referência acompanhado da namorada, Rosana. Ele busca a equipe de saúde mental da unidade por estar com sintomas de ansiedade, com piora há 7 meses.

HISTÓRIA DA SITUAÇÃO ATUAL E HISTÓRIA PREGRESSA

Kevin refere estar passando por um "momento confuso e complicado". É a única pessoa virgem em seu grupo de amigos e não se preocupava com isso até que alguns colegas do trabalho, com quem não se dá tão bem, começarem a zombar de sua sexualidade, insinuando que ele era "viado", debochando quando Kevin revelou ter uma namorada.

Aponta já ter pensado se de fato seria *gay*, visto que pouco sente vontade de ter relação sexuais com mulheres, porém indica ter notado não sentir nenhuma atração por pessoas de gêneros masculinos, e a pouca inclinação sexual que apresenta é direcionada a identidades femininas. Reforça que sua percepção não é de caráter homofóbico, mas sim uma autopercepção de si. Contudo, relata que, durante o processo de descoberta, sentiu-se obrigado a "experimentar" sexualmente com outro homem, já tendo realizado masturbação cruzada ("mão amiga") com um colega próximo, mas que a experiência foi "frustrante", por "não ter sentido nada". Na realidade, segundo Kevin, ele nunca sentiu atração sexual por ninguém, independentemente do gênero.

Refere que, quando se masturba, o que faz raras vezes na ausência da namorada, pensa na "gostosa sensação de autoestimulação" e em prazer corporal, mas não em homens ou mulheres, independentemente de serem pessoas cis ou transgênero. Quando tenta fazê-lo, refere perder as ereções.

A falta de atração sexual não era um problema para ele até o final da adolescência, mas, agora que seus amigos mais próximos estão namorando e tendo relações sexuais, ele, que não sente desejo, vontade ou atração sexual, gradativamente vem se tornando mais ansioso porque as pessoas não conseguem compreendê-lo e ele próprio tem muitas dúvidas se é uma pessoa normal.

Ao pesquisar pela internet sobre assexualidade, há cerca de 3 anos, entrou em grupos sobre o tema e conheceu uma garota da mesma idade, Rosana, que, por coincidência, reside próximo de seu bairro. Ambos desenvolveram uma amizade, que cresceu a ponto de começarem a namorar, há 1 ano, porém sem terem relações sexuais. Refere que o relacionamento é extremamente agradável, que ele a ama de verdade e se sente amado, mas que a "pressão social invisível" (que, às vezes, é bastante visível e explícita) para terem relações sexuais o torna ansioso e, em algumas situações, provoca crises de choro.

Rosana é atualmente mais resolvida em relação ao tema. Desde seus 16 anos participa de diversos grupos *on-line* sobre diversidade assexual, mas outrora vivenciou muitos momentos de incerteza e angústia. Aos 14 anos, iniciou um namoro com um rapaz de sua sala de aula, eles eram amigos e tinham muitos interesses e colegas em comum. Ela sentia prazer em ficar na companhia do namorado, seja em longas conversas, seja jogando *on-line*, e mesmo em beijos, abraços e carícias.

Quando completou 17 anos, Rosana e o então namorado tiveram sua primeira relação sexual. Ela pensava, à época, ser algo que deveria ser experimentado e explorado. Como foi a primeira relação sexual de ambos, ainda tiveram outras poucas experiências, mas Rosana não se sentia confortável. Ela notava que queria apenas agradar seu parceiro, sem ter o mesmo prazer que sentia quando ficava assistindo a seriados e conversando. Recorda que, nessa época, até pensou que pudesse haver algo de errado com ela, ou mesmo ser "ruim de cama" ou "frígida".

Após pesquisar sobre suas questões na internet, ela conheceu grupos de diversidade assexual e foi compreendendo que a relação sexual não era algo que, para ela, fosse essencial em um relacionamento amoroso. O namoro terminou um tempo depois e eles seguiram amigos.

Rosana é estudante de Letras e, em sua faculdade, participa de grupos sobre diversidade sexual. Relata que, mesmo nesse ambiente, logo que começou a frequentar as reuniões, escutou alguns comentários, "piadinhas" e até questionamentos sobre sua identidade assexual por ser "cis hétera" e estar em um grupo LGBTQIAPN+. Nesse coletivo, foi trabalhada a temática da assexualidade e foi percebido que muitos dos participantes não tinham familiaridade com o termo.

Rosana apoia e preocupa-se com Kevin, por ele ser "muito nervoso e dar muita trela" às opiniões alheias. Segundo ela, Kevin, na verdade, sempre foi uma pessoa preocupada em relação a tudo. Ela informa que a mãe de Kevin já havia comentado que ele era ansioso desde criança. Os sintomas de Kevin intensificaram-se, porém, há cerca de 7 meses, quando seus pais questionaram se ele pretendia ter filhos "agora que estava namorando". Desde então, ele passa a maior parte do tempo preocupado, com insônia, inquietação, preocupação excessiva sobre o futuro, irritabilidade, dificuldade de concentração, tensão muscular e sensação de cansaço. Somado a isso, há pressões de amigos, colegas de trabalho e até de familiares, em tom de "piadinhas" aparentemente inocentes, que insinuam que apenas tendo um relacionamento sexualmente ativo, regular e frequente, ele conseguirá "segurar" a namorada, pois, caso contrário, ela poderá ficar entediada e traí-lo. Esses foram os motivos de Kevin para procurar ajuda em saúde mental.

Em sua história pregressa, ele refere que no ano anterior pagou uma consulta psiquiátrica e, após excluir possíveis causas orgânicas para a redução da libido, o médico disse-lhe que ele sofria de transtorno do desejo sexual hipoativo, devendo fazer terapia para isso. Foi encaminhado a uma psicóloga, que notou necessidade de psicoterapia devido a sua ansiedade, que se estendia a outros aspectos de sua vida, como perfeccionismo no trabalho e excesso de preocupação com sua família e com tudo o que seus pais lhe falavam.

A psicóloga, porém, desconfiou da hipótese diagnóstica feita pelo médico psiquiatra. Esta solicitou que ele passasse em atendimento com outro profissional, com experiência em saúde LGBTQIAPN+, para uma segunda opinião, pois, segundo ela, no campo da sexualidade, Kevin não tinha problemas, algo com o que ele concordou, visto já ter estudado pela internet, ter conversado bastante com Rosana entre as consultas e já saber o que era ser assexual. Sabia que isso nada tinha a ver com o "tal transtorno do desejo sexual hipoativo".

Kevin gostava da psicóloga, mas, como passou um período desempregado, não deu continuidade aos atendimentos, por não ter como pagar as consultas. Foi somente após saber que havia equipe de saúde mental na Unidade Básica de Saúde (UBS) de seu bairro, e considerando a piora dos sintomas nos últimos meses, que procurou novamente ajuda.

EXAME FÍSICO E DAS FUNÇÕES MENTAIS

Na consulta médica, seu exame físico é normal, exceto por mãos trêmulas e suadas, o que o próprio Kevin diz dever-se ao fato de estar tenso diante da simples ida à consulta e por ter de falar sobre sua vida. Quanto ao exame do estado mental, apresenta cognição básica e contato com a realidade preservados, porém afeto bastante ansioso. Enquanto narrava sua história, gaguejava em alguns momentos do atendimento.

HIPÓTESE DIAGNÓSTICA E SITUACIONAL

Como hipótese diagnóstica, a médica psiquiatra da UBS considerou a possibilidade de transtorno de ansiedade generalizada, mas nenhum transtorno relacionado ao aspecto da sexualidade. Não discordou ou julgou Kevin quando ele disse ser assexual e, assim como ele, julgou que sua ansiedade aumentava em relação ao tema em situações específicas, como quando sofria *bullying* por ser virgem e pela pressão social por ter filhos.

AVALIAÇÃO E PLANO TERAPÊUTICO SINGULAR

Em um primeiro momento, a médica optou por não iniciar o uso de medicações psicotrópicas e por construir um plano de tratamento singular junto à equipe clínica e à psicóloga da UBS, em atendimentos individuais que o estão ajudando consideravelmente. Também propôs uma rotina com hábitos de vida saudáveis, mantendo a prática de esportes e melhorando a qualidade de suas refeições com o suporte da nutricionista.

Um aspecto importante que a médica levou em consideração é que orientações preventivas sobre infecções sexualmente transmissíveis e planejamento reprodutivo também são necessárias para indivíduos assexuais que eventualmente tenham relações sexuais. Nada impede que Kevin, por experimentação, curiosidade, violência ou outros motivos, venha a ter relações sexuais. O profissional deve estar atento para o fato de que situações de violência sexual ocorrem quando a pessoa assexual se sente obrigada a ter relações sexuais contra sua vontade. Em algumas situações, o profissional da saúde pode ser requerido a mediar conflitos entre casais formados por parcerias alossexuais (todos aqueles que não são assexuais) e assexuais, em razão das diferentes expectativas, o que não é o caso de Kevin, que vive uma relação heterorromântica com Rosana, sem relações sexuais no momento.

REFLEXÕES SOBRE O CASO E A ABORDAGEM DO PROFISSIONAL DA SAÚDE

Kevin é uma pessoa assexual. De modo mais abrangente, ele é um homem cis hétero assexual. Rosana, sua namorada, é uma mulher cisgênero, demissexual, sendo que eles estão em um relacionamento heterorromântico assexual.

O paciente em questão é assexual, e não "assexuado", um termo pejorativo que, na verdade, refere-se a seres vivos que não possuem órgãos sexuais ou que se reproduzem sem a troca de gametas. Infelizmente, o uso dessa nomenclatura é comum por aqueles que estão pouco familiarizados com a competência cultural necessária para o atendimento desse segmento populacional. É preciso ressaltar que o uso do termo assexuado é extremamente ofensivo para pessoas assexuais.[1]

Analogamente, um indivíduo bissexual pode sentir-se ofendido e desconfortável ao ser chamado de "*gay*", e uma mulher trans pode cursar com os mesmos sentimentos ao ser chamada de "travesti" – ou uma travesti ao ser chamada de "mulher trans". Embora para os indivíduos alossexuais o termo possa parecer "inofensivo", é importante pensar empaticamente e selecionar com cautela os termos a serem utilizados ao atender um indivíduo dessa categoria. Tal cuidado é essencial para construir um vínculo terapêutico e evitar criar uma barreira de acesso ao paciente em futuras visitas ao serviço de saúde.

As assexualidades são definidas como a ausência total, parcial, condicional ou circunstancial da frequência de atração sexual, ou seja, toda identidade em que o sexo ou a atração corpórea – ainda independentemente do padrão genital – não são o referencial primário do desejo e da atração voltados para um relacionamento íntimo com outra pessoa. Atração sexual e desejo sexual não são sinônimos. O primeiro refere-se a interesse sexual por outros, enquanto desejo é a vontade/impulso/tensão pelo prazer sexual. A pessoa assexual pode ter desejo e excitação e alcançar o orgasmo pela autoestimulação (masturbação) ou pela relação sexual com outras pessoas, mesmo sem manter atração por nenhum gênero específico. A principal característica da assexualidade é a falta de atração sexual pelo outro, e não a ausência de desejo sexual por si só.[1,2]

Nesse sentido, qualquer pessoa que não se identifique com o espectro da assexualidade passa a ser chamada de alossexual, termo criado pela comunidade assexual, nomeada com frequência pela comunidade internacional como "ace". Atração sexual e atração romântica não necessariamente precisam coexistir, mas há uma relação entre esses desejos. Outro termo utilizado seria arromântico, ou "aro", para classificar as pessoas assexuais que não têm comportamento, atração romântica e/ou afetiva, o que não é o caso de Kevin, que desenvolveu uma relação romântica com Rosana, e vice-versa.[1]

O termo "assexualidades" é aqui empregado pois, embora ainda seja um aspecto da sexualidade humana bem menos conhecido e compreendido, sabe-se de sua marcante heterogeneidade, havendo múltiplas formas comportamentais de expressão. Trata-se de um termo "guarda-chuva".[1,2]

As experiências sexuais englobam uma ampla gama de elementos que variam desde expressões, sentimentos e sensações a comportamentos solitários ou com um parceiro. Uma pessoa que não sente atração sexual pode experimentar outras formas de atração, seja ela romântica, física ou emocional, pois são aspectos separados da identidade. Vale ressaltar que a assexualidade é diferente de celibato ou absenteísmo sexual, que é privar-se de modo deliberado da atividade sexual, apesar de o desejo sexual existir.[1,2]

O que diferencia assexuais e alossexuais não é a prática de atividades sexuais, mas a forma como cada um dos grupos sente atração. Sendo assim, assexuais podem ser estritos (faixa preta horizontal da bandeira que representa as assexualidades, mostrada na Figura 8.1) ou estarem na chamada escala cinzenta da assexualidade (faixa cinza horizontal da bandeira mostrada na Figura 8.1).[3]

Como exemplos dessa faixa cinza, há pessoas demissexuais, como Rosana, que somente sentem atração sexual após o envolvimento afetivo com determinada parceria; indivíduos "gray-a"/grayssexuais/gray-assexuais/cinzassexuais/grissexuais, ou seja, pessoas com raros momentos de atração sexual, que estão na interface entre assexuais e alossexuais; e indivíduos as-

FIGURA 8.1
IMAGEM DA BANDEIRA ASSEXUAL.
Fonte: Coletivo Abrace.[3]

sexuais fluidos, que são pessoas com identidade sexual fluida que passeiam ocasionalmente pelas identidades sexuais.[3]

Na bandeira das assexualidades (Figura 8.1), há ainda uma faixa branca horizontal, que representa a posição da assexualidade em relação às práticas sexuais (sexo-favorável, neutro e repulsivo). Anteriormente, essa faixa representava aliados alossexuais da causa assexual, no entanto, isso tem sido ressignificado. Por fim, há a faixa roxa horizontal, que representa toda a comunidade assexual.[3]

No caso descrito, Rosana enfrentou alguns obstáculos no grupo de diversidades sexuais em sua universidade. Essa barreira de acolhimento é comumente relatada por pessoas assexuais, tendo seu perfil identitário invalidado, inclusive por demais minorias sexuais e de gênero. Em um primeiro momento, é razoável o pensamento subjacente daqueles indivíduos pertencentes a demais minorias sexuais e de gênero que não entendem a assexualidade como orientação sexual e, sobretudo, constituinte da população LGBTQIAPN+.

Tal pensamento pode ser entendido a partir de duas vertentes. Na primeira, surge o questionamento de alguém LGBTQIAPN+ sobre: "Como posso entender como sendo meu par, igualmente LGBTQIAPN+, um indivíduo que é cis e hétero, mesmo que assexual, pertencente a um grupo identitário que outrora me excluiu, agrediu e tanto produziu marcas físicas e psicossociais em mim e em meus semelhantes?".

A segunda vertente poderia ser entendida como uma aceitação da assexualidade como de fato uma minoria sexual, entendendo tópicos das marginalizações dessas pessoas como definidores de desfechos negativos em saúde, por exemplo, porém vendo esse cenário como "leve", inferior em intensidade ao experienciando pelas outras identidades LGBTQIAPN+. Contudo, faz-se necessário revisar esses aspectos, tendo em mente que não só há um importante *gap* de dados referentes aos impactos em saúde da assexualidade, mas também que o sofrimento não deve ser hierarquizado.

A não validação por pares gera um efeito cascata, ao, paulatinamente, inibir o indivíduo de se assumir publicamente em espaços futuros. Há que se destacar também que poucos profissionais da saúde têm conhecimento sobre as assexualidades, sendo comum acharem equivocadamente que essas pessoas não sentem atração por não terem ainda encontrado a "parceria ideal". As próprias pessoas assexuais podem se perguntar se há algo errado com elas ou se têm algum problema de saúde.[1] Como consequência, sentimentos de *acefobia* internalizada podem ser reforçados, eventualmente reduzindo a autoestima e favorecendo o surgimento de estressores, assim como afastando os fatores protetivos para saúde mental e qualidade de vida que poderiam surgir com um processo acolhedor de autoafirmação.

Patologizar a assexualidade é entender e defender que a ausência ou o baixo nível de atração sexual é algo que deve ser curado. Com frequência, assexuais têm suas experiências e identidades lidas como doenças e invalidadas por médicos e outros profissionais da saúde. É comum ocorrer sofrimento com constantes conselhos ou ameaças, não apenas por parte de profissionais da saúde, mas também vindos de amigos e familiares, para que se recorra à hormonização, à utilização de medicamentos e mesmo às terapias, para vivenciarem a experiência lida socialmente como normal.[2,3]

Nesse contexto, que impele à prática sexual como regra, há a ameaça do estupro corretivo, que pode ser praticado pelas próprias parcerias ou outras pessoas que se julgam capazes de "curar" essa "doença", como se deixar de ser assexual fosse uma questão de ter relações sexuais com o "salvador correto". Essa ameaça e sua concretização são caladas socialmente, seja pelas pessoas em geral, que esperam que as outras pratiquem sexo, seja pelos próprios assexuais, que se culpam e se frustram por não corresponderem a essas expectativas impostas.[2,3]

Um importante aspecto a ser considerado em uma análise mais profunda é que muitos dos processos enfrentados por *gays*, lésbicas, indivíduos bissexuais, transgênero e demais identidades de gênero e sexuais, quando são alossexuais, também parecem permear as vivências sociais e mentais de indivíduos assexuais. O não entendimento do que significam as vivências coercitivas, direta ou indiretamente, e a internalização da identidade, por receio de ostracismo, são aspectos amplamente conhecidos por aqueles que fazem parte desses grupos e por aqueles que estudam ou trabalham com a temática.

Fundamentalmente, o atendimento em saúde pautado na autoidentificação e na decisão compartilhada, sustentados nos pilares decisórios da bioética – autonomia, beneficência, justiça e não maleficência – devem se estender a essa população. Deve-se considerar sobretudo que muito possivelmente o cuidado em saúde voltado a pessoas aro/ace deve ser gerido futuramente por profissionais da saúde já familiarizados com temáticas das demais minorias sexuais e de gênero.

O primeiro passo para o acolhimento de pessoas assexuais é o reconhecimento das assexualidades como orientações e identidades sexuais possíveis, algo que não requer tratamento. Se houver dúvidas sobre a ausência de desejo, esta deve ser diferenciada entre problemas do desejo ou existência de uma identidade assexual. Fazer a diferenciação é importante para a definição do plano terapêutico; no primeiro caso, para o tratamento, e, no segundo, para o bom acolhimento e para a identificação do que não fazer.[1]

Cientes do amplo espectro de afetos, desejos, fantasias e romances que estão incluídos no "guarda-chuva" das assexualidades, Masteralo e colaboradores[1] recomendam que os profissionais da saúde estabeleçam um plano terapêutico a partir das singularidades apresentadas pela pessoa assexual, podendo ser oferecidos materiais informativos e indicados *sites* confiáveis, como o Coletivo AbrAce (@coletivoabrace no Instagram) e o AVEN (Asexual Visibility and Education Network, https://www.asexuality.org/).[1,4]

Na carta "Precisamos falar sobre assexualidade",[3] destacam-se os seguintes pontos de desconforto para assexuais na busca de auxílio médico ou psicológico e as devidas áreas de atuação:

- tratamentos com hormônios, medicamentos e vitaminas em busca de possível equilíbrio de libido sexual (psiquiatras, endocrinologistas, ginecologistas e urologistas);
- sugestão para que tenham mais relações sexuais até que se acostumem com a prática (especialmente por parte de psicólogos);
- conselhos para que pessoas com vagina transem mais com penetração para manter a musculatura pélvica firme e a bexiga saudável, entre outras indicações;
- não solicitação ou até recusa de solicitação de alguns exames por parte de alguns profissionais de ginecologia e de urologia se o indivíduo diz que não pratica sexo, o que faz com que muitas pessoas não consigam acompanhar sua saúde plenamente, já que diversas doenças não dependem de vida sexual ativa e são diagnosticadas com exames;
- sugestão para que tentem se relacionar sexualmente com gêneros que ainda não tentaram, para ver se o "problema" de não se interessar por sexo não é estar se relacionando com um gênero pelo qual não se sente atração (geralmente por parte de psicólogos);
- tentativa de direcionar e limitar todo o processo terapêutico para a busca de traumas que possam ter fechado a pessoa às experiências sexuais para explicar e "resolver" a assexualidade (psicólogos);
- pedido de inúmeros exames, especialmente hormonais, para investigar a "causa" da assexualidade.

A Tabela 8.1 mostra quais posturas são esperadas do profissional da saúde.

Pouco se tem publicado acerca de pessoas assexuais, o que torna difícil o reconhecimento epidemiológico de sua ocorrência. O estado da arte atual, bastante inicial, muito se assemelha à trajetória dos conhecimentos a respeito das demais identidades LGBTQIAPN+. Embora inicialmente desanimador, esse cenário permite, contudo, elencar hipóteses de semelhanças com as demais identidades já bem mais caracterizadas, acadêmica e socialmente.

As assexualidades dificilmente recebem visibilidade, quase não há representação acolhedora delas na mídia. A pouca que existe, em geral, é problemática e feita com pouca consciência, reproduzindo estigmas e preconceitos por meio de personagens caricatos, de modo pejorativo. Entre os preconceitos mais comuns, estão os de que assexuais são incapazes de amar ou que são pessoas frias, sem sentimentos, robóticas ou completamente desumanizadas.

TABELA 8.1
POSTURAS ESPERADAS DE PROFISSIONAIS DA SAÚDE NO CUIDADO DE PESSOAS ASSEXUAIS

Recomendação	Comentários
Acolher o paciente sem julgamentos pessoais	O profissional da saúde deve tomar cuidado para não projetar suas próprias visões de mundo e valores no paciente que está assistindo.
Compreender sobre as diversidades	O paciente deve ser orientado sobre as variadas formas de se relacionar, evitando patologizar um comportamento diverso esperado na nossa espécie.
Avaliar o paciente integralmente, mantendo avaliações clínicas preventivas, inclusive solicitando exames, se necessário	O profissional da saúde deve evitar inferir comportamentos sexuais do paciente, supondo que, por se identificar como assexual, esse paciente não tem riscos de exposição a algumas doenças. Deve-se tentar perguntar diretamente sobre práticas prévias e atuais, de modo respeitoso e sem julgamentos, construindo um planejamento terapêutico personalizado.
Escutar, de modo apurado, a queixa do paciente	Deve ser dada atenção às diferenças entre: • Queixa direta de desejo sexual com diminuição em libido sexual que cause sofrimento ao paciente. • Queixa de sofrimento por não ter desejo/atração sexual provinda de pressões externas (amigos, familiares, sociedade).

Felizmente, nas últimas 2 décadas, as assexualidades vêm recebendo mais atenção: apesar de ainda ser de modo tímido, cresce o espaço de representatividade ace/aro nas mídias. Personagens assexuais e arromânticos têm sido retratados em filmes como o documentário "*(A)sexual. Not everybody is doing it*", do fundador da AVEN, o norte-americano David Jay.[4] No contexto nacional, na novela *Travessia* (2023), escrita por Glória Perez e transmitida pela Rede Globo, com representação de Rudá (Guilherme Cabral), um jovem assexual estrito, e Caíque (Thiago Fragoso), um homem que não tem desejo pela prática sexual mas que pode ter interesse em envolvimentos românticos afetivos.[5]

O seriado televisivo *Heartstopper* (2022), transmitido pela Netflix, trata de um romance adolescente sobre amadurecimento de um modo inclusivo e diverso na representatividade da população LGBTQIAPN+ e *queer* em geral. A inspiração de *Heartstopper* veio da história em quadrinhos (HQ) homônima, e ambas têm como criadora Alice Oseman, sendo ela assumidamente ace/aro.[6]

Em sua segunda temporada, lançada em 2023, conhecemos mais sobre o personagem Isaac (Tobie Donovan), sua jornada de autodescoberta e aceitação ace/aro. Ao entender que não precisava se moldar apenas aos estereótipos de relacionamentos românticos sexuais impostos pela sociedade, até por certa pressão exercida por seu grupo de amigos *queer*, o personagem sente-se aliviado e eufórico por ter se libertado dessas expectativas externas.[6]

Em entrevista concedida à BBC News em agosto de 2023, Alice Oseman relata sobre sua vivência e fala sobre a importância da representatividade ace/aro na indústria da cultura e arte:[6]

> Tenho 28 anos agora e realmente não aprendi esses termos até a faculdade. E, honestamente, eu realmente não os entendi até mais tarde. Sinto que assexualidade e arromantismo são identidades que não são conhecidas por muitas pessoas. Eu queria trazer essa representação para o conteúdo *mainstream*. Se eu tivesse visto personagens assexuais quando era adolescente, teria entendido essa parte de mim muito antes, e isso teria me poupado de muita angústia, dor e confusão.

Por fim, uma importante provocação a ser feita consiste em se retornar ao sistema de classificação das identidades de gênero e das orientações sexuais atualmente empregado. Ao longo de todo o capítulo, as assexualidades foram referidas como identidades sexuais. Essa variante do comportamento humano muito se assemelha a identidades *gays*, lésbicas e pansexuais, entre outras. Contudo, entendendo que sua distinção destas se baseia não no direcionamento da atração para determinados gêneros, mas no grau de manifestação dessa propriedade, a designação das assexualidades como possibilidade de orientação sexual tem suas limitações.

Outro importante fator a ser considerado é a possibilidade de coexistência de duas orientações sexuais, a princípio, visto que pessoas assexuais também podem ser *gays* ou hétero, assim como pan ou bissexuais, quando não são assexuais estritas.

Portanto, é interessante passarmos a interpretar as assexualidades não como uma orientação sexual, mas como um especificador sexual, não a destituindo de seu caráter de identidade sexual. Assim, é preciso um treinamento para abordar a assexualidade nos contextos clínicos diversos e na identificação do paciente em um modelo trinomial, incluindo identidade de gênero, orientação sexual e especificador sexual, o que acaba por também contribuir para a visibilização da categoria aqui abordada.

Mensagens para levar para casa

- Assexuais são pessoas que não sentem – ou que raramente sentem – atração sexual, podendo sentir atração romântica e afeto por outras pessoas.

- A autoidentificação deve guiar o atendimento de pessoas assexuais, não devendo o profissional "diagnosticar", mas sim realizar questionamento para estimular o paciente a refletir sobre sua própria identidade.

- Assexuais podem ter práticas sexuais, respeitando seus direitos, por outras razões que não a atração sexual.

- A assexualidade não é um transtorno, e assexuado não é um termo adequado para a descrição desses indivíduos.

- A atenção à saúde de pessoas assexuais não deve se limitar somente aos aspectos biopsicossociais, devendo o profissional da saúde atentar também para aspectos de saúde física, inclusive sexual, discutindo estratégias de prevenção e rastreio com seus pacientes e delimitando o planejamento terapêutico a partir das técnicas de decisão compartilhada.

Fonte: Elaborado com base em Masteralo e Lopes.[1]

REFERÊNCIAS

1. Masteralo W, Neto, Lopes A, Jr., Hercowitz A. Pessoas assexuais. In: Ciasca SV, Hercowitz A, Lopes A, Jr. Saúde LGBTQIA+: práticas de cuidado transdisciplinar. Barueri: Manole; 2021. p. 265-9.

2. Antonsen AN, Zdaniuk B, Yule M, Brotto LA. Ace and aro: understanding differences in romantic attractions among persons identifying as asexual. Arch Sex Behav. 2020;49(5):1615-30.

3. Coletivo Abrace. Coletivo de assexuais para educação e visibilidade sobre as assexualidades [Internet]. Instagram; 2024 [capturado em 2 maio 2024]. Disponível em: https://www.instagram.com/coletivoabrace/ [@coletivoabrace].

4. The Asexual Visibility & Education Network [Internet]. Oakland: AVEN; c2001-2024 [capturado em 2 maio 2024]. Disponível em: https://www.asexuality.org/.

5. Franguito G, Moratelli V. A tensa representação dos assexuais em travessia, segundo psicólogo [Internet]. Rio de Janeiro: Revista Veja; 2023 [capurado em 2 maio 2024]. Disponível em: https://veja.abril.com.br/coluna/veja-gente/a-tensa-representacao-dos-assexuais-em-travessia-segundo-psicologo.

6. Souza E. Heartstopper: Antes esquecido, Isaac finalmente entende sua jornada na 2ª temporada da série [Internet]. Adoro Cinema; 2023 [capturado em 11 jun 2024]. Disponível em: https://www.adorocinema.com/noticias/series/noticia-1000038537/.

9

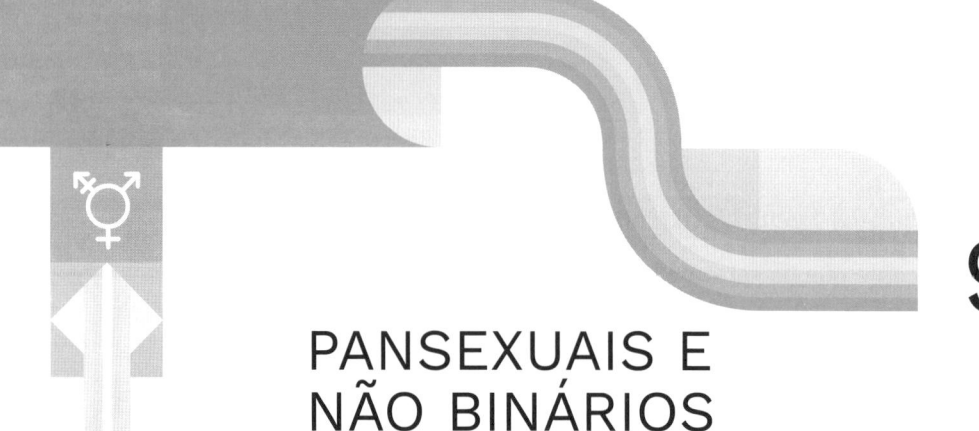

PANSEXUAIS E NÃO BINÁRIOS

Bernardo Banducci Rahe
Felipe Rech Ornell
Natália Parente Alencar

Caso clínico
MUITO MAIS QUE AZUL E ROSA

IDENTIFICAÇÃO

Eduardo, 21 anos, pessoa parda, cursando o 3º ano de medicina, sexo masculino, gênero masculino designado ao nascimento, mora em uma casa com colegas da faculdade, seus pais moram no interior.

CENÁRIO DO CASO

Buscou atendimento médico na Unidade Básica de Saúde da Família (UBS) perto de sua casa, coincidentemente onde faz estágio, porque tem se sentido ansioso e triste. Procurou essa unidade porque tem bom contato com o médico de lá, um profissional que terminou a residência de medicina de família e comunidade há 1 ano.

QUEIXA PRINCIPAL

"De uns 2 meses para cá, tenho andado muito pensativo sobre a vida, triste, desanimado e, quando preciso fazer alguma coisa, fico incomodado e ansioso."

HISTÓRIA DA SITUAÇÃO ATUAL

Eduardo conta que há cerca de 2 meses começou a se sentir triste, mas diz que é uma tristeza diferente de tudo que já sentiu, pois ela é constante, "tem momentos de piora e de melhora, mas não some".

Junto dessa tristeza, tem tido muita dificuldade de fazer as coisas de que gostava e, quando as faz, não sente o mesmo prazer. No último mês, tem tido dificuldades para dormir, fica pensando muito na vida, e o dia seguinte parece que é arrastado, fica sem energia, meio lento. Conta que está difícil manter seu rendimento na faculdade, que não consegue se concentrar, que lê algumas páginas, mas não se lembra de nada.

Não pensa em suicídio, diz que não seria uma saída para ele por vários motivos, mas, às vezes, acha que, se acontecesse algo e ele morresse, não seria um problema.

Eduardo também se sente muito nervoso, tenso e inquieto; diz que está com pouca paciência, que já se pegou com muito medo de perder o controle sobre si mesmo. Relata que tais sintomas começaram depois da tristeza e do desânimo.

HISTÓRIA PREGRESSA

Eduardo saiu da casa de sua família há 3 anos, quando se mudou de cidade para começar a faculdade. Tem 2 irmãos mais velhos, com quem tem bom relacionamento, mas diz achá-los bastante conservadores.

Nasceu de parto a termo, sem intercorrências. Teve desenvolvimento neuropsicomotor dentro da normalidade. Conta que, na infância e na adolescência, não apresentava dificuldades na escola, tinha bons resultados e fez 1 ano de cursinho preparatório para entrar na faculdade. Nunca teve muitos amigos, mas os que tinha eram bastante próximos, algo que se mantém até hoje.

Nunca teve sintomas como esses anteriormente, mas conta que, por volta dos 15 anos, começou a ficar mais pensativo sobre a vida, por vezes triste, pois sentia que não era igual aos seus irmãos e amigos. Questionava-se se sentia atração apenas por garotas, diz que era difícil se encaixar nos padrões de comportamento dos garotos de sua idade.

HISTÓRIA FAMILIAR

O pai de Eduardo tem diagnóstico de depressão e faz tratamento com escitalopram. A mãe tem hipercolesterolemia controlada com o uso de rosuvastatina.

Os irmãos não apresentam nenhum histórico de transtornos mentais ou de doenças em acompanhamento. A avó materna era diabética e faleceu por complicações de um acidente vascular cerebral (AVC) aos 83 anos.

HISTÓRIA SOCIAL/HÁBITOS DE VIDA

Eduardo praticava atividade física regularmente até entrar na faculdade, agora está há 3 anos sem fazer exercícios.

Tem alguns amigos na turma, mas não é muito popular. Conta que tem alguns amigos da época do colégio, mas, como mudou de cidade, perdeu um pouco o contato com eles. Diz não se sentir sozinho ou isolado, tem uma boa vida social.

Há 3 anos, após entrar na faculdade, começou a fazer uso de bebidas alcoólicas em festas e em encontros com os amigos. Já teve episódios em que ficou bastante embriagado, mas não faz uso regular de álcool. Prefere tomar *vodka*, mas, nas festas, bebe o que tiver.

Conta que já fez uso, junto com colegas de turma, de metilfenidato sem prescrição. Diz que esses usos são esporádicos, principalmente em semanas de provas, e que não sentiu muita diferença. Menciona saber dos riscos e que não sente necessidade de usar.

Não fuma tabaco nem *vape*, já fez uso de maconha algumas vezes, mas nunca comprou ou teve a substância disponível em casa. Nega o uso de outras substâncias.

EXAME DAS FUNÇÕES MENTAIS RESUMIDO

Paciente com roupas condizentes com o ambiente, boas condições de higiene, ativo, na maior parte do tempo colaborativo e, em alguns momentos, evasivo, vígil, orientado em tempo e espaço, hipotímico e algo ansioso, com afeto sintônico e pensamento de curso e forma preservados, com conteúdo de menos valia, sem delírios, sem ideação ou planejamento suicida, sem alterações da sensopercepção, sem alterações da consciência do eu, hipobúlico, com pragmatismo e crítica preservados e noção de doença presente.

HIPÓTESE DIAGNÓSTICA OU HIPÓTESE DIAGNÓSTICA SITUACIONAL

A hipótese diagnóstica é de transtorno depressivo maior (TDM), de gravidade moderada, com sintomas ansiosos.

AVALIAÇÃO E PLANO DE TRATAMENTO/PLANO DE AÇÃO/ PLANO TERAPÊUTICO SINGULAR

Após avaliação e diagnóstico, foi elaborado um plano terapêutico para Eduardo que envolve farmacoterapia, psicoterapia e intervenções no estilo de vida. Nesse momento, foi prescrita fluoxetina 20 mg/dia. Orientou-se sobre o tempo de resposta, sobre possíveis efeitos adversos e sobre os efeitos desejados.

Eduardo foi encaminhado à psicoterapia individual, que conseguiu no núcleo de apoio discente de sua faculdade. Sobre as medidas não farmacológicas, foi orientado que realizasse higiene do sono e atividade física supervisionada, de baixa a moderada intensidade, por 30 a 40 minutos por sessão, 3 ou 4 vezes por semana. Solicitou-se retorno para reavaliação em 2 semanas.

(Existem outras opções farmacológicas para o tratamento de TDM, com diferentes perfis de tolerância e eficácia, mas optou-se por fluoxetina por ser uma medicação disponível no sistema público de saúde, por meio da Relação Nacional de Medicamentos Essenciais da Atenção Básica [Rename]).

EVOLUÇÃO DO CASO CLÍNICO

Após 1 mês de início da fluoxetina, os sintomas melhoraram, mas não houve remissão, então foi ajustada a dose da medicação para 40 mg/dia. Não ocorreram efeitos adversos significativos. Após o ajuste da dose, passados mais 60 dias, houve remissão dos sintomas e optou-se pela manutenção do tratamento farmacológico com 40 mg/dia de fluoxetina por pelo menos 12 meses.

Houve ótima adesão à psicoterapia, com sessões individuais semanais. As intervenções no estilo de vida foram sendo implementadas de forma gradual, e o paciente, atualmente, realiza atividade física 4 vezes por semana, mantendo uma rotina saudável de sono.

À medida que os atendimentos foram acontecendo, o vínculo com o médico aumentou e, na quinta consulta, Eduardo falou sobre ter entrado em contato, durante uma aula, com questões relativas a identidades de gênero. Contou sobre uma abordagem bastante preconceituosa de um professor ao falar de uma paciente transgênero e sobre como isso o deixou bastante desconfortável.

Em determinado momento desse atendimento, Eduardo contou que pediu aos seus amigos que não mais o chamassem de Eduardo ou Edu, e que passassem a chamá-lo de Duda. Após essa fala, o médico pergunta se Eduardo gostaria que fosse chamado de Duda também durante as consultas, o que foi prontamente aceito. O médico em seguida perguntou quais pronomes deveria usar, algo que surpreendeu Duda, que respondeu preferir usar pronomes neutros, mas que não ficaria chateado se usasse pronomes masculinos. O médico disse que não estava muito familiarizado com o uso de pronomes neutros, mas que se esforçaria para isso, pediu também para que, caso cometesse algum equívoco, Duda o corrigisse prontamente.

Na consulta seguinte, o médico chamou Duda na sala de espera usando o nome solicitado e, ao longo do atendimento, tentou ao máximo usar uma linguagem que não marcava o gênero. Nesse dia, o médico questionou novamente Duda sobre sua identidade de gênero, que respondeu se identificar como uma pessoa não binária que performava a masculinidade por questões sociais, mas que vinha pensando muito sobre como os estereótipos masculinos eram desconfortáveis e que tinha algumas questões com seu corpo. Falou que queria ter menos características masculinas, ter menos pelos no corpo e poder usar roupas e acessórios tidos como femininos. Essa discussão se manteve por mais algumas consultas, quando foi elaborado, junto com Duda, um planejamento para a transição social e a hormonização.

Um tempo depois, surgiu um assunto bastante relevante nas consultas, que era por quem Duda sentia atração afetiva/sexual. Duda falou que sentia atração por pessoas independentemente de seu gênero, e disse que era difícil se encaixar em uma denominação de orientação sexual, uma vez que não se entendia como alguém de gênero binário. Nesse dia, discutiu-se sobre como Duda se sentia em relação ao seu genital, e a resposta foi de que não tinha problemas com ele, inclusive era importante para suas relações sexuais, mas que tinha muito incômodo com seus pelos e sua voz grave. Nessa consulta, foram solicitados exames gerais (função renal, eletrólitos, testosterona e estradiol séricos) e, após os resultados, foi prescrita espironolactona.

Por fim, à medida que seu vínculo com o médico foi aumentando, Duda trouxe dificuldades de "performar" seu gênero nos ambientes escolares e sociais; contou sobre situações de discriminação e preconceito, piadinhas e outras atitudes que não eram diretas, mas que tinham impacto significativo em sua vida.

Atualmente, Duda segue em acompanhamento regular com o médico de família e com a psicóloga e está aguardando vaga para a fonoaudiologia. Já recebeu orientação da equipe de serviço social da UBS sobre seus direitos e sobre como retificar seus documentos.

REFLEXÕES DOS AUTORES SOBRE O CASO CLÍNICO QUE PODEM E DEVEM SER CONTEXTUALIZADAS À LUZ DA LITERATURA CIENTÍFICA

Este caso é bastante ilustrativo do que acontece no dia a dia dos atendimentos de pessoas LGBTQIAPN+. Em geral, primeiramente procuram profissionais da saúde pelos quais se sentem acolhidas, mas, não necessariamente, abordam já no primeiro contato questões sobre suas identidades de gênero e orientações sexuais. Muitas vezes, esses assuntos surgem com o fortalecimento dos vínculos, o que mostra a necessidade de um atendimento acolhedor, sem julgamentos e preconceitos.

Ao longo do tempo, o entendimento sobre gênero, identidades de gênero e orientações sexuais mudou consideravelmente. Partiu-se de um olhar extremamente normativo e patologizante, para uma visão mais plural, inclusiva e de respeito à diversidade das experiências humanas, incluindo os conceitos de binaridade e não binaridade (NB) de gênero.[1-3]

Identidade de gênero e orientação sexual são conceitos distintos, que, embora relacionados à experiência pessoal e à expressão individual, tratam de aspectos diferentes do indivíduo. Identidade de gênero refere-se a como uma pessoa se percebe e se identifica no espectro de gênero, o que pode incluir ser homem, mulher, uma combinação de ambos, nenhum dos dois, ou outro gênero. Essa identidade pode ou não corresponder ao gênero atribuído à pessoa no nascimento, que normalmente é baseado em características físicas.[1]

Por sua vez, orientação sexual diz respeito à atração emocional, romântica ou sexual, e está relacionada com por quem alguém sente atração e com quem deseja ter relacionamentos íntimos, seja essa atração por pessoas do mesmo gênero, de gêneros diferentes, ou independentemente do gênero.[1]

Enquanto a identidade de gênero se refere a quem você é em termos de gênero, a orientação sexual se refere a por quem você se sente atraído e com quem deseja se relacionar. Esses conceitos são independentes entre si, o que significa que qualquer identidade de gênero pode coexistir com qualquer orientação sexual.[1]

No passado, o gênero era amplamente visto como uma característica fixa e binária, com a sociedade dividindo de modo rígido as pessoas em categorias de homem e mulher, baseadas exclusivamente em características biológicas observadas ao nascimento. Essa visão tradicional e simplificada do gênero era reforçada por normas culturais e religiosas que determinavam papéis e comportamentos específicos para homens e mulheres.[1-3]

Com o avanço das ciências sociais e humanas no século XX, essas noções começaram a ser desafiadas e ampliadas. Pesquisadores como John Money e Robert Stoller introduziram a distinção entre sexo biológico e gênero, argumentando que o gênero não é determinado apenas por fatores biológicos, mas também por experiências sociais e psicológicas. Esse período marcou o início de uma compreensão mais complexa e fluida do gênero, reconhecendo que as identidades de gênero podem variar significativamente entre indivíduos e culturas.[1,3]

A partir da segunda metade do século XX, movimentos sociais como o feminismo e o dos direitos LGBTQIAPN+ desempenharam um papel crucial na redefinição dos conceitos de gênero e de identidade de gênero. O feminismo questionou as normas tradicionais, promovendo a igualdade de gênero e a liberdade de expressão individual, trazendo visibilidade para as diversas identidades e orientações sexuais.[3] A noção de que o gênero é uma construção social que pode variar ao longo da vida e de acordo com o contexto cultural tornou-se mais difundida, embora ainda encontre resistência em algumas áreas e comunidades.[1-3]

Simultaneamente, a compreensão das orientações sexuais evoluiu para além das definições tradicionais de heterossexualidade e homossexualidade, reconhecendo a bissexualidade, a pansexualidade, a assexualidade e outras orientações. Elas refletem a diversidade das atrações emocionais, românticas e sexuais que as pessoas podem sentir, independentemente de gênero.[1]

Binaridade de gênero é um conceito que entende o gênero como uma divisão clara e rígida em dois polos: masculino e feminino. De acordo com essa perspectiva, todas as pessoas devem se identificar exclusivamente como homem ou mulher. A binaridade é uma visão mais tradicional e amplamente difundida em muitas sociedades, influenciada por normas culturais, sociais e históricas. Esse sistema binário pressupõe que há comportamentos, expressões, papéis e características específicas e distintas para homens e mulheres.[1]

Por outro lado, NB de gênero é um termo que engloba diversas identidades que não se encaixam dentro das categorias estritas de masculino ou feminino. Pessoas não binárias podem se identificar com uma combinação de ambos os gêneros, com nenhum dos gêneros ou com um gênero que varia ao longo do tempo. Essa visão mais inclusiva e fluida reconhece que a experiência e a identidade de gênero são pessoais e podem não corresponder à expectativa tradicional de binaridade.[2,3]

A NB desafia a ideia de que o gênero é uma característica fixa e universal. Em vez disso, propõe uma visão espectral, na qual as pessoas podem se posicionar em diferentes pontos. Cada uma dessas identidades representa uma maneira única de vivenciar e expressar o gênero, que não necessariamente se alinha com as normas de masculino e feminino.[2]

Embora a palavra "transgênero" seja usada em muitos contextos culturais como um termo guarda-chuva inclusivo, nem todas as pessoas não binárias se consideram transgênero por uma variedade de razões, incluindo uma visão binária da transgeneridade. Estudos populacionais sugerem que identidades não binárias compreendem de 25 a 50% da população transgênero, sendo ainda mais comum entre os mais jovens.[2]

Dentro do espectro da orientação sexual, a pansexualidade é uma identidade que descreve uma atração por pessoas independentemente do seu gênero. Pessoas pansexuais podem sentir atração por homens, mulheres, pessoas não binárias e outras identidades de gênero. A pansexualidade é frequentemente entendida como uma orientação inclusiva, que reconhece e valoriza a diversidade das identidades de gênero.[1] A palavra "pansexual" deriva do prefixo grego "pan-", que significa "tudo" ou "todos". Portanto, a pansexualidade transcende as limitações impostas pelas categorias tradicionais de gênero e se foca na pessoa como um todo, mais do que no seu gênero ou sexo. Isso não significa que pessoas pansexuais sejam atraídas por absolutamente todas as pessoas, mas sim que o gênero não é um fator determinante na sua atração.[1]

A pansexualidade é distinta da bissexualidade, embora ambas as orientações envolvam atração por mais de um gênero. A bissexualidade é frequentemente definida como atração por pessoas de 2 gêneros, enquanto a pansexualidade enfatiza a atração independente do gênero. Algumas pessoas preferem se identificar como pansexuais exatamente por essa razão, para sublinhar que o gênero não limita sua atração.[1]

É bastante importante ressaltar que, após o entendimento da NB, o conceito de orientação sexual deixou de ser rígido e inflexível, pois, se ele é feito com base na identidade de gênero da pessoa e por qual(is) gênero(s) ela sente atração, e se não há mais apenas estereótipos de expressão de gênero, faz-se necessário considerar a orientação sexual autodeclarada, explorando o que ela significa para cada indivíduo.

As Figuras 9.1 e 9.2 apresentam, respectivamente, possíveis representações de binariedade e NB de gênero, lembrando, no entanto, que a NB não se restringe a este esquema.

Pensar no gênero como sendo espectral oferece maior nuança do que um modelo binário, mas ainda existem limitações significativas em um modelo linear, que pode levar a generalizações sobre gênero.[2] Posicionar as "opções binárias" (homem/masculino, mulher/feminino) em cada extremidade de tal espectro situa a masculinidade como oposta à feminilidade, não acomodando a neutralidade de gênero, a expressão simultânea de masculinidade e feminilidade e conceitos de gênero não hegemônicos ou *queer*.[2]

A World Professional Association for Transgender Health (WPATH) é uma associação profissional internacional e multidisciplinar que tem por missão melhorar a saúde, o bem-estar e a qualidade de vida das pessoas

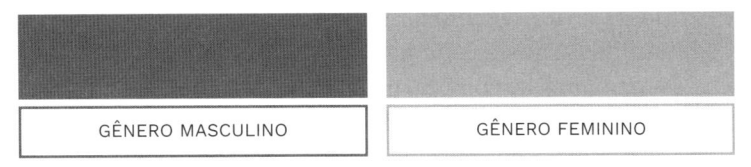

FIGURA 9.1
GÊNERO BINÁRIO – ESTA REPRESENTAÇÃO ESQUEMÁTICA APRESENTA APENAS DOIS GÊNEROS POSSÍVEIS, O MASCULINO E O FEMININO.

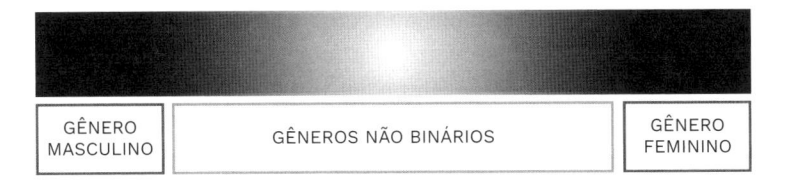

FIGURA 9.2
GÊNERO NÃO BINÁRIO – ESTA REPRESENTAÇÃO ESQUEMÁTICA PARTE DE DOIS POLOS, QUE SERIAM OS ESTEREÓTIPOS DE MASCULINO E FEMININO E, ENTRE ELES, AS IDENTIDADES DE GÊNERO NÃO BINÁRIAS, CONSIDERANDO, NO CENTRO, A IDENTIDADE AGÊNERO.

transgênero e de gênero diverso (TGD) por meio de cuidados de alta qualidade, educação, pesquisa e políticas públicas inclusivas, esforçando-se para criar um mundo onde todos possam viver de forma autêntica e digna. Um dos principais trabalhos da WPATH é o desenvolvimento dos "Standards of Care" (SOC), que são diretrizes amplamente reconhecidas e adotadas para a assistência de saúde a indivíduos TGD. Esses padrões fornecem orientações detalhadas para profissionais da saúde sobre as melhores práticas em relação ao acompanhamento e apoio a pessoas TGD, abordando desde questões relativas a políticas de saúde, passando por saúde mental, até procedimentos cirúrgicos.[2]

Em 2022, a WPATH publicou a 8ª edição do SOC (SOC-8), que trouxe algumas novidades, incluindo um capítulo dedicado aos cuidados às pessoas não binárias. Foram apresentadas as seguintes recomendações:[2]

- Recomenda-se que profissionais da saúde forneçam às pessoas não binárias avaliação e tratamento individualizados que afirmem sua experiência de gênero.
- Recomenda-se que os profissionais da saúde considerem intervenções médicas que afirmem o gênero (tratamento hormonal ou cirurgia) para pessoas não binárias mesmo na ausência de "transição social de gênero".
- Recomenda-se que os profissionais da saúde considerem intervenções cirúrgicas que afirmem o gênero na ausência de tratamento hormonal, a menos que a terapia hormonal seja necessária para alcançar o resultado cirúrgico desejado.
- Recomenda-se que os profissionais da saúde forneçam informações às pessoas não binárias sobre os efeitos das terapias hormonais/cirurgias na fertilidade futura e discutam as opções de preservação da fertilidade antes de iniciar hormonização ou realizar intervenções cirúrgicas.

Os profissionais da saúde têm o importante papel de fornecer informações sobre as opções médicas existentes (e sua disponibilidade) que possam ajudar a aliviar a disforia de gênero ou a incongruência e aumentar a satisfação corporal dos indivíduos, sem julgamento ou foco na cisnormatividade.[2]

Estudos realizados na Europa e nos Estados Unidos mostram que indivíduos não binários tendem a atrasar mais os cuidados de afirmação de gênero do que homens transgênero ou mulheres transgênero, por causa do despreparo dos profissionais da saúde e das experiências de preconceito e discriminação vivenciadas nos serviços de saúde.[2,3] Fornecer cuidados que afirmem o gênero para pessoas não binárias vai além da provisão de intervenções específicas, como terapia hormonal ou cirurgias, e envolve apoiar a saúde e o desenvolvimento geral dessas pessoas.[1,2]

Dado que narrativas de vida de identidades não binárias podem ser menos acessíveis do que narrativas orientadas para o binário, pessoas não binárias podem ter menos recursos disponíveis para explorar e articular seu senso de gênero. Indivíduos não binários podem enfrentar invisibilidade cultural e desconhecimento em relação às suas identidades, levando a estressores únicos de saúde mental. Em contextos em que uma intervenção médica específica não tem precedente estabelecido, é importante que, antes de considerá-la, a pessoa receba uma visão geral das informações disponíveis, incluindo as possíveis limitações no conhecimento.[1,2]

Indivíduos não binários enfrentam desafios únicos que podem impactar seu bem-estar mental, incluindo estresse de minoria, disforia de gênero e invalidação de sua identidade de gênero. Pesquisas sugerem que têm maior probabilidade de experimentar resultados negativos em saúde mental, como sofrimento psicológico, ansiedade, depressão e ideação suicida em comparação com indivíduos cisgênero. Além disso, sentimentos de disforia de gênero, decorrentes da incongruência entre características físicas e identidade de gênero, podem contribuir para desafios de saúde mental entre jovens TGD.[1,2]

Orientações pansexuais têm sido associadas a grupos etários mais jovens, indivíduos de minorias de gênero e mulheres cisgênero. Jovens pansexuais têm maiores chances de fumar em comparação a jovens *gays*/lésbicas, independentemente da identidade de gênero. É essencial reconhecer os desafios únicos enfrentados por indivíduos pansexuais e promover a inclusão e a compreensão tanto na pesquisa quanto nos ambientes clínicos. Estudos mostram que indivíduos pansexuais podem experimentar taxas mais altas de estresse percebido, angústia e depressão em comparação com outros grupos de minorias sexuais, como lésbicas, bissexuais e *queer*.[1]

Maior abertura sobre a orientação sexual foi associada a menor depressão e maior autoestima em jovens de minorias sexuais, indicando os potenciais benefícios de ser aberto sobre a própria orientação sexual para o bem-estar mental.[1] Ambientes de trabalho e educacionais afirmativos têm sido associados a resultados positivos de saúde mental e níveis aumentados de felicidade subjetiva entre jovens LGBTQIAPN+, enfatizando a importância de ambientes de apoio na promoção do bem-estar mental.[4]

No que se refere ao acompanhamento de pessoas não binárias, alguns pontos são extremamente relevantes, como a linguagem a ser utilizada, as particularidades em relação aos estressores aos quais as pessoas são submetidas e, por fim, as possibilidades médicas e sociais para a transição.[1,2]

A linguagem inclusiva/neutra (LIN) tem sido bastante debatida fora dos ambientes de saúde, mas com impacto significativo dentro dele. A LIN visa eliminar o viés de gênero nas comunicações, evitando a exclusão ou a marginalização de pessoas que não se identificam com os gêneros masculino ou feminino tradicionais. Na área da saúde, a adoção dessa prática é crucial, pois ajuda a criar um ambiente mais acolhedor e inclusivo para todas as pessoas, independentemente de sua identidade de gênero.[1,2]

A seguir, serão discutidas estratégias práticas para implementar a LIN durante um atendimento em língua portuguesa.[1-3]

- O primeiro passo é não assumir o gênero das pessoas com base em sua aparência ou nome. Perguntar diretamente pode ser uma forma respeitosa de abordar o assunto, e um bom método é questionar: "Quais são os seus pronomes?"
- Caso não se tenha conhecimento o suficiente para utilizar termos não binários/neutros, é importante que isso seja comunicado às pessoas, sempre com o objetivo de ser acolhedor, mostrando interesse de adquirir esse conhecimento.
- Deve-se usar pronomes neutros e inclusivos, o que, em português, pode ser desafiador, devido à natureza altamente generificada da língua. No entanto, existem várias abordagens, como, por exemplo, em vez de usar "ele" ou "ela", utilizar "elu". Outra forma alternativa pode ser "todes", embora tanto "todes" como "elu" não sejam oficialmente reconhecidos, é uma prática que alguns adotam.
- Pode-se empregar termos coletivos ou neutros, como palavras que incluam todos os gêneros, como "pessoa", "indivíduo", "gente", "turma" ou "equipe", em vez de "homem" ou "mulher".
- Uma técnica eficaz também é reformular as frases para que não especifiquem gênero. Por exemplo, em vez de "O paciente deve trazer seu documento", usar "A pessoa deve trazer o documento".

No Quadro 9.1, podem ser encontradas algumas sugestões para a adaptação de termos não binários.[1]

A implementação de LIN pode encontrar resistência cultural ou organizacional, especialmente em ambientes nos quais a tradição ou as práticas estabelecidas prevaleçam. No entanto, os benefícios de criar um ambiente inclusivo superam esses desafios. É essencial que líderes e gestores da área da saúde apoiem ativamente a implementação de práticas inclusivas e forneçam recursos adequados para capacitação contínua.[1,2,4]

Em relação ao processo de transição de pessoas não binárias, é importante que os profissionais da saúde saibam que as demandas de hormonização e cirurgias podem ser diferentes das de pessoas transgênero binárias e mesmo das de pessoas não binárias. É necessário que cada caso seja discutido individualmente, sendo avaliados os objetivos que as pessoas têm com a transição e as possibilidades que a medicina atualmente proporciona, mantendo-se em mente que esse é um processo que pode ir além dos estereótipos de gênero, o que pode ser bastante desafiador para os profissionais da saúde. É importante que os profissionais estejam familiarizados com possibilidades de transição social nos mais diversos graus, auxiliando as pessoas a explorarem suas expressões de gênero.[1,2]

QUADRO 9.1
TERMOS NÃO BINÁRIOS

Linguagem a ser evitada (Linguagem binária)	Linguagem sugerida (Linguagem não binária)
Pênis, testículo, vulva, vagina	Genitais
Vagina	Área externa, abertura genital, canal frontal, canal interno
Mamas, peitos	Tórax
Menstruação, período	Sangramento
Útero, ovários	Órgãos reprodutivos internos
Saúde da mulher/do homem	Saúde sexual e reprodutiva
Mãe/pai	Responsáveis
Esposo, esposa, marido	Parceria(s)/cônjuge(s)
Camisinha masculina	Preservativo externo
Camisinha feminina	Preservativo interno

Fonte: Elaborado com base em Battaglia e colaboradores.[5]

Do ponto de vista hormonal, podem ser realizados tanto procedimentos para a diminuição de caracteres considerados masculinos ou femininos quanto procedimentos considerados masculinizantes ou feminizantes.[1,2]

- Pessoas não binárias designadas socialmente homem ao nascimento:
  - Procedimentos considerados feminizantes: doses variáveis de estrógenos (combinados ou em associação com progestágenos).
  - Procedimentos para a diminuição de caracteres considerados masculinos: espironolactona, ciproterona e epilação/depilação para retirada de pelos.
- Pessoas não binárias designadas socialmente mulher ao nascimento:
  - Procedimentos considerados masculinizantes: testosterona em doses variáveis (alteração da voz, força e massa muscular, aumento de pilificação), minoxidil tópico (aumento da pilificação), finasterida (limitação do crescimento de pelos corporais) e epilação/depilação.

- Procedimentos para diminuição dos caracteres considerados femininos: progestágenos de uso contínuo, dispositivo intrauterino com progestágeno, histerectomia, ooforectomia, ablação endometrial, toracoplastia masculinizadora e lipoescultura.

Segundo o SOC-8, é importante que, antes e durante a hormonização, sejam realizados os seguintes acompanhamentos:[2]

- Pessoas transmasculinas ou homens trans (incluindo pessoas de gênero diverso/não binárias):
    - Avaliação aproximadamente a cada 3 meses (com mudanças na dose) no primeiro ano e 1 ou 2 vezes por ano a partir de então, para monitorar as mudanças físicas apropriadas em resposta à testosterona.
    - Avaliação do nível de testosterona total sérica a cada 3 meses (com mudanças na dose) até que os níveis estejam no objetivo.
    - Avaliação das concentrações de hematócrito ou hemoglobina na linha de base e aproximadamente a cada 3 meses (com mudanças na dose) durante o primeiro ano e, depois, 1 ou 2 vezes por ano.
- Pessoas transfemininas ou mulheres trans (incluindo pessoas de gênero diverso/não binárias):
    - Avaliação aproximadamente a cada 3 meses (com mudanças na dose) no primeiro ano e 1 ou 2 vezes por ano a partir de então, para monitorar as mudanças físicas apropriadas em resposta ao estrogênio.
    - Avaliação dos níveis séricos de testosterona e estradiol.
    - Monitoração dos eletrólitos séricos e da função renal, em particular o potássio e a creatinina, em pessoas que recebem espironolactona.

Um ponto pouco discutido, mas de grande relevância, são os direitos reprodutivos de pessoas não binárias. Tanto a hormonização quanto os procedimentos cirúrgicos podem ter impactos reversíveis ou irreversíveis na capacidade reprodutiva, sendo a preservação de gametas um assunto extremamente importante antes de qualquer procedimento, lembrando que essa é uma demanda muito individual.[1,2]

Neste caso, Duda recebeu o diagnóstico, de acordo com os critérios do DSM-5-TR, de TDM de gravidade moderada, com sintomas ansiosos. O diagnóstico de TDM foi feito levando-se em consideração a presença de humor deprimido e falta de interesse/prazer acompanhado de outros sintomas, por mais de 2 semanas, com sofrimento clinicamente significativo e impacto na vida de Duda. O episódio foi considerado moderado porque, apesar da quantidade de sintomas, sua intensidade e/ou o prejuízo funcional estão entre aqueles especificados para "leve" e "grave". Duda apresenta, durante o episódio depressivo, nervosismo, tensão, inquietação e medo de perder o controle, sintomas esses que são especificadores de "sintomas ansiosos" para o TDM.

Segundo o DSM-5-TR, os sintomas ansiosos são uma característica marcante tanto do transtorno bipolar quanto do TDM, em contextos de atenção primária e cuidados especializados. Níveis de ansiedade elevados têm sido associados a risco aumentado de suicídio, maior duração do transtorno e maior probabilidade de resistência ao tratamento, sendo clinicamente útil especificar com precisão a presença e a gravidade desses sintomas para o planejamento e o monitoramento do tratamento.[6]

O Canadian Network for Mood and Anxiety Treatments (CANMAT) é uma rede canadense, com participação de indivíduos de vários países, dedicada ao estudo e ao tratamento de transtornos do humor e ansiedade. Sua importância reside no desenvolvimento de diretrizes clínicas baseadas em evidências, que padronizam o tratamento, com uma abordagem global, buscando melhorar a qualidade de vida dos pacientes.[6] Em 2024, foi publicada uma atualização sobre suas diretrizes clínicas para o manejo do TDM em adultos, conhecida como CANMAT 2023.[6]

Um dos aspectos-chave destacados nas diretrizes do CANMAT 2023 é a necessidade de uma abordagem abrangente e individualizada para tratar o TDM, reconhecendo que as manifestações clínicas podem ser diferentes em cada paciente e recomendando a adaptação dos planos de tratamento para atender às necessidades e circunstâncias específicas do indivíduo.[6] É importante considerar vários fatores que podem influenciar o curso do TDM, como características dos sintomas e estressores psicossociais. Ao adotar uma visão holística da condição do paciente e ao considerar esses fatores contribuintes, os clínicos podem desenvolver planos de tratamento mais eficazes, que abordem a natureza multifacetada do TDM.[6]

Incentivar a comunicação aberta e a tomada de decisão compartilhada entre clínicos e pacientes pode levar a uma maior adesão ao tratamento e a melhores resultados.[5] Além disso, as diretrizes do CANMAT 2023 abordam o uso de várias modalidades de tratamento para o TDM, incluindo farmacoterapia, psicoterapia e outras intervenções, como atividades físicas.[6]

Ao abordar questões de saúde mental na população LGBTQIAPN+, é fundamental considerar a interseccionalidade entre a identidade de gênero, a orientação sexual e a saúde mental, o que tem muita sinergia com o que é proposto pela nova atualização do CANMAT.[1]

No caso apresentado, Duda é discente de medicina, mas, muitas das vivências que teve podem ser transpostas para outras situações educacionais e de trabalho. Um estudo bastante interessante realizado por Dimant explorou os desafios enfrentados por discentes de medicina e profissionais médicos transgênero e não binários.

Uma das principais descobertas da pesquisa é a prevalência de barreiras significativas que as pessoas enfrentam durante sua formação médica, incluindo a pressão para ocultar suas verdadeiras identidades devido ao medo de julgamento ou discriminação, destacando a realidade angustiante de serem expostos e experimentarem em primeira mão o estigma e a discriminação que permeiam a comunidade médica. A discriminação pervasiva na formação médica e na prática não apenas prejudica o crescimento pessoal e profissional desses indivíduos, mas também perpetua uma cultura de exclusão e de viés dentro do setor da saúde.[4]

RECOMENDAÇÕES/CONSIDERAÇÕES FINAIS

O atendimento à saúde de pessoas LGBTQIAPN+, em particular pessoas não binárias e pansexuais e de identidades de gênero e orientações sexuais não hegemônicas, demanda um olhar atento e cuidadoso sobre suas complexidades. Muitas vezes, no primeiro contato entre profissionais da saúde e pessoas pansexuais e/ou não binárias, questões relativas às suas identidades não são trazidas à tona, com esses assuntos emergindo a partir do fortalecimento dos vínculos, destacando-se a necessidade de um atendimento acolhedor e livre de julgamentos.

Como já mencionado, a evolução histórica do entendimento sobre gênero e orientação sexual mostra a transição de uma perspectiva normativa e patologizante para uma abordagem mais inclusiva e respeitosa da diversidade humana, sendo que a NB desafia a visão de gênero como fixa e universal, propondo uma perspectiva espectral que acomoda uma maior diversidade de experiências de gênero.

Por sua vez, a LIN é de suma importância, especialmente em contextos de saúde, para criar um ambiente mais acolhedor e inclusivo. A implementação de práticas de LIN pode encontrar resistência, mas é essencial para o bem-estar das pessoas que buscam cuidados em saúde.

E as recomendações da WPATH para cuidados de saúde voltados a pessoas não binárias enfatiza a necessidade de avaliação e acompanhamento individualizados que afirmem suas experiências de gênero.

Além disso, dados os desafios específicos enfrentados por indivíduos não binários, incluindo estresse de minoria e disforia de gênero, é também muito importante o fornecimento de cuidados de saúde mental adequados.

Em suma, a compreensão e a aceitação da diversidade de gênero e da orientação sexual são fundamentais para promover um atendimento de saúde inclusivo e eficaz. A evolução contínua do conhecimento e das práticas de saúde deve sempre respeitar e afirmar as experiências únicas de cada indivíduo, contribuindo para um mundo mais justo e equitativo para todos.

Mensagens para levar para casa

- Pessoas LGBTQIAPN+ procuram profissionais da saúde pelos quais se sintam acolhidas, abordando questões sobre identidades de gênero e orientações sexuais conforme o vínculo se fortalece, sendo essencial um atendimento sem julgamentos e sem preconceitos.

- Gênero binário é a visão tradicional que divide rigidamente os gêneros em masculino e feminino, enquanto o gênero não binário inclui diversas identidades que não se encaixam nessas categorias estritas, reconhecendo a complexidade e a diversidade das experiências de gênero.

- Pansexualidade é uma orientação sexual caracterizada pela atração romântica, emocional ou sexual por indivíduos de todos os gêneros, não se limitando às categorias tradicionais de masculino e feminino, mas sim abrangendo toda a diversidade de identidades de gênero existentes.

- A individualização da atenção em saúde de pessoas não binárias é crucial para garantir que suas necessidades específicas sejam compreendidas e atendidas de maneira sensível e inclusiva, promovendo assim o bem-estar holístico e o respeito à diversidade de experiências de gênero.

REFERÊNCIAS

1. Ciasca SV, Hercowitz A, Junior AL, organizadores. Saúde LGBTQIA+: práticas de cuidado transdisciplinar. Barueri: Manole; 2021.

2. Coleman E, Radix AE, Bouman WP, Brown GR, de Vries ALC, Deutsch MB, et al. Standards of care for the health of transgender and gender diverse people, version 8. Int J transgender Heal. 2022;23(Suppl 1):S1-259.

3. Richards C, Bouman WP, Seal L, Barker MJ, Nieder TO, T'Sjoen G. Non-binary or genderqueer genders. Int Rev Psychiatry. 2016;28(1):95-102.

4. Dimant OE, Cook TE, Greene RE, Radix AE. Experiences of transgender and gender nonbinary medical students and physicians. Transgender Heal. 2019;4(1):209-16.

5. Battaglia FP, Nasrallah FA, Hercowitz A, Junior AL, Ciasca SV. Pessoas não binárias. In: Ciasca SV, Hercowitz A, Lopes AL, Jr, organizadores. Saúde LGBTQIA+ : práticas de cuidado transdisciplinar. Barueri: Manole; 2021.

6. Lam RW, Kennedy SH, Adams C, Bahji A, Beaulieu S, Bhat V, et al. Canadian network for mood and anxiety treatments (CANMAT) 2023 ipdate on Clinical Guidelines for Management of Major Depressive Disorder in Adults: réseau canadien pour les traitements de l'humeur et de l'anxiété (CANMAT) 2023: mise à jour des lignes dir. Can J Psychiatry. 2024;7067437241245384.

10

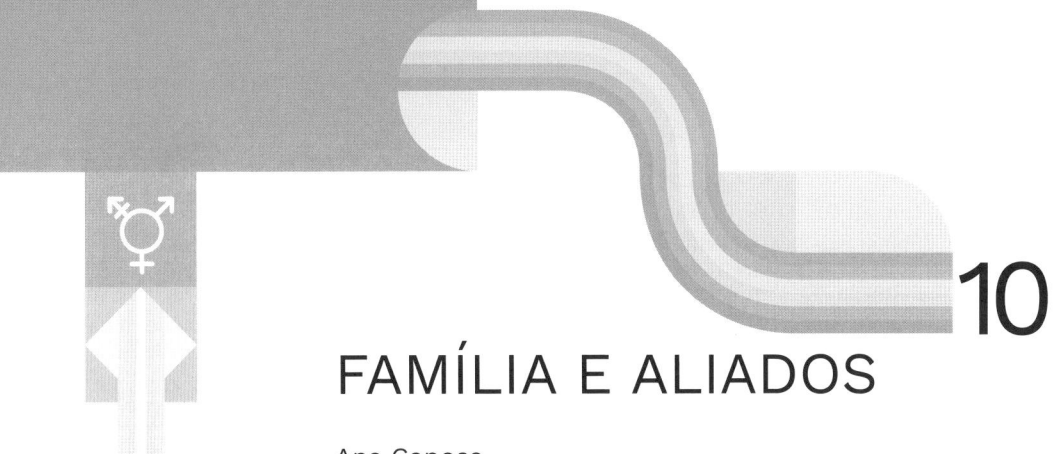

FAMÍLIA E ALIADOS

Ana Canosa
Vanya Sansivieri Dossi

Caso clínico
INCONGRUÊNCIA DE GÊNERO NA INFÂNCIA

IDENTIFICAÇÃO

Dora é uma mulher cis, tem 45 anos. É formada em fisioterapia, autônoma e faz atendimentos em domicílio. Foi casada durante 15 anos com Renato e estão separados há 4 anos. Renato é um homem cis, de 47 anos, bancário. O casal tem um filho, Gael, um menino de 11 anos que apresenta variabilidade de gênero, sendo o gênero designado ao nascimento feminino, tendo sido batizado como Giulia.

CENÁRIO DO CASO

Dora solicitou atendimento familiar com psicólogo, porém pediu para ser atendida individualmente primeiro, pois desejava relatar a sequência dos fatos que a deixaram preocupada e como lidou com eles.

HISTÓRIA DA SITUAÇÃO ATUAL E HISTÓRIA PREGRESSA

Os pais foram convocados à escola onde Gael cursa o 6º ano do ensino fundamental para tomarem ciência do comportamento do filho. Ele divulgou no grupo do WhatsApp da turma uma foto de um colega de sala sentado no vaso sanitário de um banheiro da escola o que gerou uma "crise" escolar, diante da exposição de intimidade. Segundo os pais, Gael não era uma criança "difícil", somente mais retraída, e tinha bom rendimento escolar. No entanto, percebem que, nos últimos meses, tinha demonstrado maior irritabilidade. Na escola, ainda é chamado de Giulia, embora não use mais nenhum atributo feminino.

No primeiro atendimento, individual, Dora conta que, desde o divórcio, assumiu toda a responsabilidade pelos cuidados com o filho. O relacionamento com o ex-marido estava difícil por motivos relacionados à dinâmica do casal antes e depois do divórcio e pelo que Dora entende como uma resistência de Renato na aceitação do filho, pois ele acreditava ser uma fase que iria passar. Relata que se sente sozinha e com toda a responsabilidade, já que, após a separação, Renato voltou a morar com os pais, que não aceitavam a variabilidade de gênero da criança, o que dificultou ainda mais o convívio deles com Gael.

Em uma das visitas à casa dos avós, Gael telefonou para a mãe chorando, pedindo que fosse buscá-lo, pois a avó o havia expulsado de sua casa, e o pai não o defendeu. Segundo Dora, o ex-marido justificou dizendo que a avó não havia pedido para ele ir embora por conta de sua transição de gênero, mas que havia ficado brava, pois a criança não aceitava nada que ela oferecia e estava sempre "emburrada".

A mãe relata algumas situações vividas pela criança em consequência do posicionamento de Renato, que se afastou após esse episódio. Em alguns momentos, Dora deixou Gael sozinho por poucas horas para trabalhar fora de casa, mas sob a vigilância de uma vizinha. Certa vez, foi chamada por essa vizinha, que ouviu Gael falando alto e, ao chegar ao apartamento, encontrou o menino com uma tesoura na mão e ouviu dele que havia discutido com o pai pelo telefone. Após o episódio, Dora procurou Renato, discutiram, e ela pediu que ele evitasse brigar com a criança, sobretudo quando não estavam se comunicando pessoalmente.

Após o acolhimento inicial sobre as ansiedades e as angústias de Dora diante desses relatos, é pontuada a importância de o pai ser incluído nos atendimentos, para que ambos possam compreender a demanda de Gael sobre a sua variabilidade de gênero e as dificuldades a serem enfrentadas nesse campo, unindo-se para apoiá-lo.

Na sessão com Dora e Renato, eles contam que a criança, desde pequena, dava preferência a roupas, brinquedos e brincadeiras de menino, mas que sempre brincava com todas as crianças, independentemente de gênero. Por volta dos 7 anos, notaram que Gael (na época, Giulia) tornou-se mais triste, desmotivado e introspectivo e observaram que não saía de casa e não queria mais brincar com os amigos do condomínio. A princípio, os pais acreditaram que os sintomas decorriam do acúmulo de estresse provocado pelo isolamento durante a pandemia de covid-19 e também pela separação deles.

Renato acreditava que a isso se somava o fato de "Giulia" estar passando por uma fase de dúvidas quanto à sua identidade e que, com o tempo, iria passar. Segundo Dora, o pai negava que pudesse ser uma questão independente de outras e que talvez fosse anterior às dificuldades vividas nos últimos anos. Há 6 meses, Dora aceitou a solicitação de Gael pela experimentação de uma transição social de gênero, que está sendo feita lentamente e de maneira discreta, com a incorporação de alguns atributos masculinos e do nome social em ambientes mais "seguros". A casa do pai ainda é um desafio, pois, quando Gael a visita, sente que todos estão desconfortáveis e frequentemente o chamam de Giulia.

Na primeira sessão familiar, Gael se apresenta como menino, não manifesta desconforto com seu corpo, mas revela insatisfação com o questionamento familiar e social sobre a expressão de seu gênero e o uso de nome e pronomes masculinos. Demonstra raiva quando conta sobre os avós paternos, que ainda o chamam pelo outro nome e sobre o pai "não falar nada" em sua defesa.

Gael contou que a avó materna, com quem tem uma relação de muita proximidade, já sabia de suas angústias em "ser menina", e que a sua reação sobre isso era ambivalente. Se, por um lado, ela o acolhia com amorosidade, por outro, sugeria que ele lutasse contra o desejo de ser menino, que a vida ia ser muito dura, que era mais fácil aceitar o corpo que Deus havia dado a ele. Gael sentia aconchego, mas também culpa por não conseguir aceitar a sua condição de menina.

Em relação ao seu entorno social, Gael diz que uma colega de sala que é muito próxima, Priscilla, sabe de sua condição e o aceita integralmente. Segundo ele, Priscilla é filha de uma médica endocrinologista que atende pessoas trans e, por isso, ela conhece histórias dessa natureza. Priscilla o encoraja na sua transição, mas Gael sente que a resistência dos outros colegas e da escola como um todo pode ser grande, já que percebe falas preconceituosas de colegas e professores e sente que não é totalmente aceito, principalmente no grupo de crianças do gênero masculino. Conta que divulgou a foto do colega no vaso sanitário como uma maneira de "participar" do grupo masculino, pois foi de lá que a foto saiu. Ele foi desafiado a expor o colega, que é taxado como efeminado, para garantir uma defesa contra a sua própria condição.

Gael mencionou como a professora de história – Helena – foi a única que o acolheu na situação, sem julgamentos e punições, mas querendo entender o que estava "por trás" de seu comportamento. Ele acredita que ela "percebe" sua vontade de ser um menino, porque ela toma cuidado com as palavras quando fala com ele. Nunca o chama por Giulia ou usa artigos femininos quando o menciona, o que faz com que ele se sinta acolhido e cuidado.

Ao escutarem o filho durante a primeira sessão familiar, Dora e Renato se mostraram muito sensibilizados com as dificuldades emocionais dele. Renato pôde expressar o quanto era difícil compreender identidades trans e não binárias e que nunca conviveu com pessoas que se expressam dessa maneira. Pediu ao filho e à ex-esposa que tivessem paciência com ele. Falou de sua culpa por ter se omitido nas situações familiares relatadas, mas se mostrou disposto a acolher a identidade masculina de Gael. Disse que tem um amigo do trabalho que tem uma filha lésbica e que a aceita, falando sempre da filha com orgulho pelo que ela é, e não pela sua orientação sexual. Comentou que o amigo nunca escondeu a "namorada" da filha e que a naturalidade com que fala sobre isso fez com que ele ficasse mais aberto sobre o assunto. Revelou também se sentir excluído por Dora, que evita contar para ele sobre os desafios e as conquistas do filho e que gostaria de passar mais tempo com Gael. Tanto Dora quanto Gael se emocionaram com a fala de Renato, o que os aproximou.

Nas sessões subsequentes, a família passou a discutir como lidar com os parentes e a escola. Dora, Renato e Gael foram orientados a conversar com a escola sobre a identidade trans do filho e a solicitar da instituição uma posição assertiva, acolhedora e protetora sobre o assunto. A terapeuta se disponibilizou a conversar com a coordenação da escola.

Dora foi orientada a buscar contato com a mãe de Priscilla, a fim de buscar uma aliada para o processo e estabelecer um vínculo maior, já que eles são melhores amigos. Também o fato de ser endocrinologista que atende pessoas trans pode elucidar dúvidas sobre tratamentos hormonais futuros. Gael disse que ia conversar com Helena, a professora de História, pois percebe que ela busca ser empática com a sua necessidade.

Renato e Dora se uniram na busca de aliados na transição do filho. A avó materna foi sensibilizada por Dora na aceitação do filho em sua condição de menino trans, mas também pôde compreender, na sua conversa com ela, como era difícil enfrentar uma barreira geracional na perspectiva de gênero, além das questões religiosas. Combinaram o que dizer ou não para Gael e outras pessoas de seu convívio e a avó foi convidada a participar de alguma sessão de atendimento familiar.

EXAME FÍSICO E DAS FUNÇÕES MENTAIS

Gael vem à sessão com apresentação adequada, em vestes masculinas, cooperativo, vígil, orientado auto e alopsiquicamente. Tem atenção e memória preservadas. Possui histórico de desenvolvimento escolar positivo e dentro do esperado para a idade. Apresenta labilidade afetiva, ambiguidade de sentimentos direcionados à família do pai e às vivências de preconceito, presença de sensibilidade à frustração e ausência de alterações psicóticas.

À avaliação, Gael apresenta-se eutímico, com afeto normotônico, congruente, com conteúdo e forma do pensamento sem alterações de curso, forma ou conteúdo. Tem juízo de realidade e crítica preservados. Não apresenta alterações de sensopercepção, psicomotricidade ou consciência do eu. Sem ideação suicida.

Em relação à variabilidade de gênero, afirma identidade masculina. Demonstra pouco sofrimento em relação ao próprio corpo, mas não gosta de falar sobre questões de gênero e teme as mudanças que estão por vir na puberdade. Não quer menstruar e nem que suas mamas aumentem. Apresenta broto mamário. Não teve a menarca.

Os marcadores hormonais estão dentro dos parâmetros adequados para a idade.

HIPÓTESE DIAGNÓSTICA E SITUACIONAL

Como hipótese diagnóstica, considera-se a possibilidade de incongruência de gênero na infância (HA61).[1] Em relação à labilidade de humor, a psicoterapeuta vai analisar a qualidade e a intensidade e se os episódios prejudicam o desenvolvimento emocional e social do menino.

AVALIAÇÃO E PLANO TERAPÊUTICO SINGULAR

O atendimento psicológico familiar solicitado por Dora foi a porta de entrada para esse caso. Diante da queixa inicial da mãe, optou-se pela abordagem familiar, a fim de organizar e fortalecer os laços entre os pais e a criança e entre o ex-casal. A criança fará psicoterapia individual semanal para ser ouvida e acolhida enquanto não se afirmar no gênero com o qual se identifica. Serão realizadas também sessões familiares quando houver demanda dos pais ou da psicóloga. Aos poucos, a partir do desfecho positivo na aceitação da variabilidade de gênero de Gael e na decisão pela transição social, outras pessoas poderão ser incluídas nos atendimentos.

Gael foi encaminhado para um psiquiatra infantil a fim de afastar comorbidades psíquicas (transtorno do espectro autista, transtorno da personalidade *borderline* e transtorno bipolar, entre outras)[1] e de acompanhar o percurso até a afirmação de gênero. A médica pediatra deverá continuar acompanhando o desenvolvimento puberal, assim como a avaliação da saúde geral, buscando orientação sobre as possibilidades de tratamento para a afirmação de gênero, que poderão ser realizados a partir dos 16 anos. Orienta-se a proposição de uma rotina com hábitos de vida saudáveis, mantendo-o nos esportes e melhorando a qualidade de suas refeições com o apoio de nutricionista.

Outras questões envolvidas em casos de crianças com variabilidade de gênero precisam ser avaliadas e discutidas entre os profissionais e os responsáveis, como a possibilidade de preservação da fertilidade para futura gestação, se assim for desejado. Fazem parte do plano terapêutico o trabalho multidisciplinar, a conscientização sobre a transição de gênero, sobre os métodos disponíveis e sobre os desfechos possíveis, visando o bem-estar do paciente.

A inclusão dos familiares de Gael em grupos de pais de crianças e adolescentes trans é também um recurso que poderá ser indicado. Vale ressaltar que a família toda teve esclarecimento sobre a possibilidade de ser atendida em ambulatório público destinado ao atendimento a crianças e adolescentes trans.

REFLEXÕES SOBRE O CASO E ABORDAGEM DO PROFISSIONAL DA SAÚDE

A identidade de gênero refere-se à experiência subjetiva de uma pessoa em relação ao gênero atribuído ao nascimento. A incongruência de gênero ocorre quando o sentimento interno é de não pertencimento total ou parcial ao gênero designado ao nascimento, independentemente das características sexuais fenotípicas.

A presença de pessoas transgênero não é um fenômeno moderno, mas uma realidade histórica, independentemente da cultura, do país e do sistema político, com maior ou menor liberdade de expressão. Essa é uma variação natural dentro da nossa espécie, evidenciada ao longo da história e em diversas sociedades ao redor do mundo.

Pesquisas epidemiológicas mostram que 1 a 2% dos jovens e adultos se identificam como transgênero, ou seja, apresentam identidade de gênero incongruente com o seu sexo de nascimento. Pessoas transgênero, apesar de sofrerem enorme preconceito, têm encontrado cada vez mais espaço na sociedade para que possam se expressar.[2]

A determinação da identidade de gênero ainda não está completamente esclarecida, mas provavelmente resulta de aspectos biológicos, psicológicos e socioculturais. A compreensão que crianças trans têm sobre o gênero ao qual pertencem é semelhante à de crianças cis. A variabilidade de gênero na infância não deve ser pautada apenas pela expressão dos papéis de gênero, pois crianças podem brincar de jogos, ou usar fantasias e roupas do gênero diferente do sexo atribuído ao seu nascimento, sem que isso tenha relação com a sua identidade.[3]

Com frequência, pessoas trans referem um desconforto com o sexo que lhes foi atribuído ao nascimento desde a infância, no entanto, esse diagnóstico não é simples, e um acompanhamento se faz necessário para ajudar não só à criança com seu desconforto, mas também aos familiares e ao entorno social, que normalmente tem um viés heterocisnormativo.

No caso de crianças e adolescentes, outros obstáculos são enfrentados, como as decisões sobre o futuro no caso de afirmação de gênero. É interessante perceber que Gael não tem consciência de que nunca será uma criança cis e de que a adequação corporal é desafiadora.

A transição de gênero, do ponto de vista biológico, envolve uma série de intervenções médicas e terapêuticas que têm como objetivo alinhar o corpo físico de uma pessoa à sua identidade de gênero. Essa transição pode incluir tratamentos hormonais e cirurgias de afirmação de gênero, cada uma com seus efeitos e processos biológicos específicos.

> O bloqueio puberal visa impedir o desenvolvimento dos caracteres sexuais secundários, a hormonização objetiva a mudança corporal, com o estímulo ao desenvolvimento das características físicas de acordo com a expressão de gênero desejada. Segundo as normas estabelecidas pelo Conselho Federal de Medicina (CFM) na Resolução n.2.265/2019, é permitido o início do uso de hormônios com o fim de supressão puberal no início da puberdade e a hormonização a partir dos 16 anos.[3]

No Brasil, o bloqueio só é realizado em projetos de pesquisa científica em serviços específicos. A hormonização, autorizada a partir dos 16 anos, facilitará a inserção social, bem como a identificação com o gênero. No entanto, para indivíduos em processo de bloqueio puberal ou hormonização cruzada, o impacto pode ser significativo, já que essa escolha envolve interromper o tratamento e permitir que a puberdade prossiga temporariamente, visando desenvolver a gametogênese para possibilitar a coleta de gametas. Adolescentes e adultos que pretendem realizar cirurgias de redesignação sexual devem realizar a criopreservação antes das cirurgias. Para jovens que optam por não realizar tratamentos hormonais, a preservação da fertilidade não é necessária, pois já passaram pela puberdade e mantiveram sua capacidade reprodutiva. A gestação pode ocorrer por relações sexuais ou com o auxílio das técnicas de reprodução assistida.

> Questões sobre a parentalidade ou preservação da fertilidade dos filhos não são comuns, muito embora sejam de extrema importância. Pensar em ser pai ou mãe não costuma ser o foco de crianças e jovens, especificamente no decorrer da transição, pois a sensação de inadequação, o sofrimento, a disforia e o desejo de não desenvolver caracteres secundários é mais relevante.[3]

Ainda com relação à preservação da fertilidade, o manual publicado pela World Professional Association for Transgender Health (WPATH), desde 2012, recomenda que sejam apresentadas as opções já estabelecidas clinicamente, assim como as possibilidades que ainda estão em estudo experimental, envolvendo especialistas em reprodução humana.[4]

Sentir-se respaldado e acolhido pelos familiares é fundamental durante a vivência do processo de afirmação e transição para que as experiências sejam reconhecidas de forma plena. Sabemos que o sentimento de pertencimento social é fundamental para auxiliar na resiliência pessoal e no enfrentamento de conflitos, ainda mais quando estes se referem a questões de identidade pessoal. Infelizmente, ainda vivemos em uma sociedade heterocisnormativa, que coloca à margem pessoas com identidade trans e de orientação sexual diferente da heterossexualidade. A família é o primeiro e mais importante núcleo de construção do ego, favorecendo o fortalecimento da autoimagem e a autoestima.

É muito difícil não ter expectativas sobre os filhos, e vice-versa. Quando os valores familiares são confrontados com comportamentos entendidos como 'inversos' ou que transgridem conceitos sobre o que é certo ou não, todo o sistema familiar é impactado, gerando angústia e frustração. Na perspectiva de gênero e de orientação sexual, isso ainda é mais forte, por fazer parte de uma educação binária e histórica, de como meninos e meninas devem se comportar, como as relações amorosas e sexuais devem acontecer e em qual formato a família deve ser constituída. No caso do paciente Gael, principalmente o pai e a avó materna apresentavam maior resistência na aceitação da condição dele, daí a importância do acolhimento familiar.

> A família que lida com questões de gênero precisa superar seus próprios medos e preconceitos, aumentar a comunicação e conexão com o filho, fortalecer-se para lidar com a sociedade cujo discurso é estigmatizante e marginaliza estes indivíduos. O contexto político e cultural agrava a situação da população transexual, diminuindo ainda mais o acesso a espaços sociais, empregos e atendimento de saúde adequado.[5]

O atendimento familiar é indicado independentemente da idade e do momento do acompanhamento da pessoa trans, especialmente quando se identifica alguma dificuldade ou problema familiar, como algum membro da família que apresenta discurso transfóbico. A vivência que percebemos desses pais é regada a inúmeros questionamentos e sofrimentos, e eles precisam estar fortalecidos – para tanto, necessitam de uma atenção especial e de acolhimento.

Vale lembrar que novas configurações familiares, distintas da tradicional família nuclear, também levantam questionamentos sobre paternidade e maternidade e continuidade da família. Especialmente em adolescentes trans, garantir a fertilidade para uma futura gestação é uma discussão importante e necessária, que é atravessada pelo desejo de mães e pais, que podem incentivar ou reprimir essa possibilidade, a depender do quanto aceitam a transgeneridade de seus filhos e filhas.

Além disso, é interessante perceber como as mudanças nos sistemas familiares impactam no ambiente social. Quando uma família aceita a condição "diferente" de um filho e o apoia, outras pessoas podem sofrer transformações, impactando o seu próprio sistema, promovendo, em longo prazo, uma transformação social.[6] No caso de Gael, o amigo do pai que fala da filha lésbica de maneira positiva serve de identificação e gera em Renato questionamentos sobre a própria resistência na aceitação do filho.

Saber que há pessoas no entorno que compreendem e podem ser aliadas na mudança de um sistema, como o caso da mãe da melhor amiga e da professora de História, é fundamental para ajudar as famílias na ampliação da rede de apoio. Nesse sentido, os profissionais da saúde precisam estar atualizados no que concerne à identidade trans, para serem também aliados no acolhimento e no tratamento dessa população, fazendo parte desse novo "sistema". Sugerimos que o profissional pratique uma posição afirmativa, acolhendo a questão identitária da pessoa.

Mensagens para levar para casa

- Crianças com divergência de gênero precisam de acolhimento e acompanhamento multiprofissional.

- A aceitação familiar de crianças trans não é simples, pois esbarra no conceito tradicional de família nuclear, que tem como base noções heterocisnormativas.

- A família de crianças trans precisa da ajuda dos profissionais da saúde para esclarecimentos sobre transgeneridade e para a orientação em relação aos procedimentos disponíveis, tanto no campo biofisiológico quanto na esfera psicológica e de interação sociocultural.

- Outros aliados no processo de aceitação de identidades trans podem ser incorporados, como no caso de profissionais da escola e outros ambientes sociais frequentados pela criança.

REFERÊNCIAS

1. World Health Organization. International classification of diseases for mortality and morbidity statistics (ICD11) [Internet]. 11. ed. Geneva: WHO; 2019 [capturado em 11 jun 2024]. Disponível em: https://icd.who.int/browse11/l-m/en.

2. Saadeh A, Scivoletto S. Incongruência de gênero: infância, adolescência e fase adulta da vida. Barueri: Manole; 2024.

3. Hercowitz A, Morikawa M, Ciasca SV, Lopes A, Jr. Desenvolvimento da identidade de gênero. In: Hercowitz A, Ciasca SV, Lopes A, Jr., organizadores. Saúde LGBTQIA+ práticas de cuidado transdisciplinar. Barueri: Manole; 2021. p. 38-43.

4. Dossi V, Campos F, Bork B. Sexualidade e preservação da fertilidade. In: Saadeh A, Editor. Incongruência de gênero: infância, adolescência e fase adulta da vida. Barueri: Manole; 2024.

5. Abreu RL, Rosenkrantz DE, Ryser-Oatman JT, Rostosky SS, Riggle EDB. Parental reactions to transgender and gender diverse children: a literature review. J GLBT Fam Stud. 2019;15(5):461-85.

6. Gonçalves ACC. Sexualidade na visão sistêmica. In: Payá R, organizadora. Intercâmbio das psicoterapias. 2. ed. Rio de Janeiro: Roca; 2017. p. 649-68.